精神病を耕す

心病む人への治療の歩み

星野　弘著

星　和　書　店

Seiwa Shoten Publishers

2-5 Kamitakaido 1-Chome
Suginamiku Tokyo 168-0074, Japan

目次

第一章
臨界期現象再考

一

分裂病の縦断的経過を考える上で、中井の寛解過程論は一九七〇年代から広く知られるところであり、その評価は定まっている。しかし、寛解過程論の要である臨界期現象は、はたして実在するのであろうか？　その実在には数多くの精神科医が疑問を感じていると思われる。私の知る限りでは否定的立場をとるか、全く無視している精神科医が少なくないようである。大半の医師がそう考えていると言ってよいかもしれない。半信半疑の人やそもそも知らない人も結構いる。学派によっては、指導的立場の医師が臨界期現象の存在を認めていないようである。残念ながら、今の私は少数の友人の間で臨界期を共通の話題にするしかない。しかもそれは若い友人に限られるだけでなく、学派をこえてという訳にいかないのが現状である。

極論のひとつとして、臨界期は中井久夫にしか見えない現象であると言う人もいなくはない。だが、中井は治療者の立場で関与し、臨床的に極めて精密な縦断経過をもとにして臨界期現象を実証的に記載した。それは彼の分裂病の寛解過程論の中核であり、要であるのにその後の臨界期現象の検証は異例に僅かである。寛解過程論が広く引用されているにもかかわらずである。実に奇妙なことである。

精神医学が科学であろうとなかろうと、彼が「臨界期を経ずして寛解に至った例を知らない」と言いきったのに、その後これに対する反証がないままなのは不自然ではないか？　反証に値するだけの十分な臨床的事実の呈示もなされていない。これは一体どういうことなのだろう。臨界期が臨床的事実として援用されることもあるが数は少ない。通常は現象内容・経緯は省略されていて、臨界期がどのように理解されているのか不明のことが多い。臨界期現象に抵触しないように意図しているかのような印象を受ける引用論文も散見される。精神医学において臨界期が公認の事実と認知されているのか、まさか大胆な仮説と見なされていることはないと思うが、いまだ私の知るところではない。わが国で精神医学界のリーダーと称されている先生たちが臨界期を言及することは稀である。

寛解過程論が発表されて二十年以上の歳月が経った。通常の科学では新しい発見や知見はその後の研究や時間が淘汰するものだが、寛解過程論は残ったものの、臨界期現象はブラックボックスに入れられたままの感がある。

私の経験では分裂病者の寛解過程を長期的視野に立って観察し治療に従事していると、その全てというわけでないが、臨界期は確かに認められている。そして臨界期は治療者の対応次第で治療上重要な転回の契機になって回復の段階を一歩も二歩も押し進めることができるが、せっかくのチャンスを生かせず、患者が前の状態に戻ることも多いと理解している。臨界期の治療的重要性を理解しないで、治療者がこの機会を逃し、病歴の短い患者を慢性化させることがあったら、その後でいくら悔いても、それは悔いたりないことである。臨界期は安定しない慢性患者にとっても安定を促して回復の段階を上げるチャンスになる。治療者の努力が実を結ぶ可能性の高いこの絶好の機会は、次にいつ来るのか誰にもわからない。偶然の出来事として対処するのは非常にもったいないと思う。こういう私の意見は短期の横断的なものではなく、あくまで患者を長期的な視点から見た考え方であり、経験である。[注1]

ここでは（とりあえず寛解初期の）臨界期現象を再考する価値が十分にあると私は思う。これからでも分裂病の治療を縦断的に診ようとする志のある精神科医（若い医師が主になるだろう）を対象に臨界期現象とその治療的利用を簡単に述べてみたい。

二

臨界期現象の存在について、これまで一定した見解が確立していない理由として、次の事柄が挙げられるだろう。まず第一に、この現象は精神病院に常勤し、定期的に急性期から寛解期まで長期的視野に立って縦断的過程を診ていないと観察しづらい。第二に、臨界期の発現はコンテナとしてのシステム（病院の運営・経営方針）や、病棟の看護姿勢が関係する。つまり治療環境の場の関数によるところが大きいからである。病院（病棟）が管理的だったり、荒れていると臨界期現象は発現しないか、発現しても観察されないと推測される。第三に、医師や看護者が密接に連携し、治療スタッフに余裕と感性、観察眼がなければ見えない現象である。最小限このような条件が満たされていないと臨界期の実在を知るには困難があると思われる。

また、患者が短期でめまぐるしく入退院する救急病院や公立病院では臨界期現象の観察は困難であろう。[注2] 外来で治療できている分裂病者に臨界期が発現しているかどうか確かなことは私は知らない。入院治療のケースよりも観察が粗になる難点はあるが、発現するケースがいると考えておいてよい。[注3]

三

非常勤の医師は勤務日数の関係もあり、自分の目で直接臨界期現象を目のあたりにすることは少ないかもしれない（それ故、他医の症例を頭の隅で知っておいたり、観察しておくことがとても大切なことになる）。まして患者管理を主眼とし、パート気分で勤務する医師には見えないだろう。臨界期現象を疑う人は、おそらく見逃していると考えられないか。「これが臨界期症状なのかな？」と疑いながら十分に確信が持てない場面がある。指導者が少ないこともひとつの理由があるだろう（一般に直接教わることは、言語や文章で伝わりえない微妙なニュアンスを含め身体に染み込むが、文献などで概念として得た知識には曖昧さがあるのは否めない）。そこでは治療経過上の意味が取り込まれずにすべてが偶発的で説明のつかない身体症状として、応急的に処理されてしまう場合が多い（推測で言っているのではないと断っておく）。精神科医はえてして分裂病は頭の病気だということを前提としており、この構えのため患者に日常的に見られる身体現象に注意を払わない傾向がある。この構えは精神医学教育においても同様であり、精神症状や回復には関係がないというのが大方である。その点、私は分裂病の治療に身体（身体現象・症状）をもちこんだ先輩たちに敬意を払う。分裂病の治療は身近なことからやりなさいと教わり、当時ありがちだった抽象的な概念や思弁から解放された。率直に感謝したいと私は思う。

ちなみに安永浩のファントム理論は難解と言われている。しかし、彼の理論のなかに、治療的な視点に立ついわゆる実践知や経験知が豊富に盛り込まれている。これらが軽視されるならば、ファントム理論の本質が誤解されることになるだろう。

四

多くの大学人や精神科の指導的立場の者が臨界期について沈黙するのは幾つかの制度上の理由があると思われる。それは、彼らが精神病院で主治医として腰を据えて患者の数年以上に及ぶ経過を診ていないためであったり、診察の経験が横断的な観察と治療に限定されていることにあるのではないだろうか。彼らの大部分は大学から派遣されて精神病院にパートで勤めた経験しかないのではないか。短期間で勤め先をローテーションしながら活動的と言われ、論文発表の多い「学者肌」の医師は、興味ある症例を選んで、関心のある部分を詳細に問診して情報を得ているようだ。これは精神病理学者に限られたことではなく、精神薬理・精神生理学者にも珍しくないパターンである。著者の関心の赴くまま患者の発病状況や精神力動、症状への薬理学的効果を分析することに重点が置かれ、患者に対して払われるべき配慮の代わりに収奪が行われている。自分が関わった症例の十年後がどうなっていようと、さしあたり関係がない。[注4] このような状況にある精神科医にとって、臨界期は己の治療経験にない事柄であり、見えないものには沈黙せざるを得ないだろう。これでは治療的に患者の回復が進むはずはなく、まして臨界期現象が見えるわけがない。[注5] 精神病院に勤務しながら志を持って治療経験を蓄積している医師が発言したら、事情は変わると思う。もっとも臨床医は治療を優先するあまり、あるいは日常診療の多忙さに流されて患者の寛解過程における臨界期（臨界期と特定しなくてもよいのだが）など経過上の共通点をまとめたりしない。これには症例や経験の個別性が言語化を拒むという一面もある。患者の回復に有用なコツは常識的で、学問と離れているとみなし公にしない傾向もある。一種の職人芸になっていると言えよう。彼らがアカデミックな分野に関心を持たないのは功罪相半ばである。私は、中井が精神医学用語でなく日常語で論文を書いたことに新鮮な驚きを忘れない。[注6]

われわれは、分裂病の本質について未だに十分な理解を得ていないのだから、分裂病の治療に日常的に携わる臨床医たちが躊躇しないで情報と知見を発表したら、その個別性を超えた共通点を探すことで治療に貢献する余地が大いにあると私は思う。いかに臨床熱心な医師といえども担当した患者について得られる情報は自ずと限界がある。

五

一般に、臨界期現象は薬物と戦っている患者には出現しない。戦いを止めたときに出ることが多い。つまり治療が軌道に乗った上で現れるのであって、患者が病像に見合った量の薬を合意のもとで服用し、副交感神経優位の「屈服の構え」の状態になければならない。医者を信用しないで「攻撃の構え」の状態にいて臨界期を迎えるケースを私はほとんど経験していない。

臨界期症状と一般身体症状の違いは、患者が言語化しなくても治療者に言いようのない切迫感が感じられる点にある。常にあると言うのではないが、前者の場合は患者に切迫感と困惑が認められ、未曾有の体験として受けとめられている。後者はある種の余裕を持って、よくある出来事として患者から訴えられる。質に差があるという印象がある。更に、臨界期現象は一瞬のこともあり、時に失神・痙攣発作の形で現れることも知っておく必要がある。

私の印象では、臨界期症状の治療はおっかなびっくりで対処され、休薬して経過を観察するか、対症療法ですまされてしまう一方、いわゆる「陰性症状」には患者を動かそうとする意図のもとに無謀なほど大胆に賦活系の薬物が使われる傾向があり、対をなしている。後者の場合、自殺者を出さないように祈るのみである。

六

さて、臨界期現象を特定するには、患者の身体に起こる現象に細心の注意を働かせていることが重要である。「一見偶発事のようなありふれた現象（非特異的な身体症状）を綿密に観察記録する必要がある」。その目を持たないと、臨界期現象は「しばしば単なる偶発的身体症、副作用の出現」などとして処置される。なかでも最も観察が困難なのは破瓜型患者の臨界期症状である。症状が離散的・散発的に出現するケースが多いためと言われるが、これは一側面であって、破瓜型分裂病者の寛解過程にも挿間的に緊張病性のエピソードがしばしば出現する。この際に緊張病の場合のような、はっきりした臨界期症状が現れることがあり、破瓜型分裂病の場合でも臨界期を見分けることができるだろう。おそらく絵画療法が強力な助っ人になると思うが、ここでは言及しない。

臨界期症状のひとつとしてとりわけ観察されやすいのは突発的副作用症状の発現である。変薬していないのに、ある日突然副作用が出現する。[注7] 服薬を始めてから数週間から数カ月経過し、抗精神病薬の直接的副作用とは明らかに異なり、滴るほどの激しい流涎や嚥下困難、不明熱、下痢、中毒疹様発疹、肝機能障害、血圧の上昇など様々な身体症状が突如として出現するケースがいる。抗パ剤の増量や抗精神病薬の減量で事態が改善せず、減量によって一層精神症状が増悪するようなケースのことである。対照的に、長い間薬物と戦いながら病状が改善せず、不眠がちで安定しない慢性病態にいる患者が身体病を併発し、その上しばしば発見が遅れることがある。この人たちにはこわばった顔貌と痩せ(不自然な肥満)、ぎくしゃくした動作、手足の振戦などが特徴的に見られる。この場合は薬物の減量や休薬が必要であり、合併症の治療が優先される。両者はときどき混同されるので注意を要する。

臨界期現象は駆け出し時代には非常に不思議な事象であった。[注8] 耳学問で臨界期を知ってはいたが、これがそうだと体験するまでにかなりの時間を必要とした。当時、臨界期現象は中井という治療者と患者の相互関係で起こる特殊な現象と考えていたことを記憶している（実際そういう面はあると思う）。私の個人的な体験として、経過の中でいまが臨界期だと特定できた症例は半数に満たない。観察の精度の粗さによると認める。精度の点で、私のようなふつうの臨床医が全ての症例に臨界期現象を察知するのは確かに難しいことである。しかし、それでも日常の臨床で明らかな臨界期特有の現象が観察されることは少なくなかった。この場合担当がパート医師だったり、常勤医が休日の時は病棟医やほかの常勤医が代理で断薬したり、抗パ剤の投与や注射か点滴をする場合が一般的であった。だが、そのような処置は私の担当患者の場合はあまりありがたいことでなかった。私は即座に服薬を再開するか、むしろ増量することにしていた。ある若手の医師は臨界期を知識として知ってはいたが、臨界期を知らない先輩医に遠慮して、自分の担当患者でありながら薬物の使用は恐いと言い、休薬して経過を観察していた。好転しなかった。みかねて臨界期にいる患者を知る中堅の先輩医と私が点滴に薬物を入れたことがあった。かの医師は時間を工面してこまめに患者のベッドサイドを訪れ、言葉をかけて身体診察をした。[注9] 患者の仮面様顔貌と嚥下困難、言語的疎通は速やかに改善した。これが臨界期現象だと理解した。一方、経験豊かな看護者は医師に言わないが、抗精神病薬の使用を求めているフシがあり、若い看護者のなかにも薬の使用を望む人もいた。しかし、看護者の多くは臨界期を知らない治療者と同様に投薬に不安を示すので、十分な説明と理解が得られるように心掛けた。生化学の検査結果を示し悪性症候群と違うこと、経過の説明と休薬しても改善しないだろうこと、変薬していないのにこの事態が発生したことなどを話した。一般に、臨界期症状が流涎や嚥下障害のように激しい時は、悪性症候群の発症と誤解されやすく、適切に対応されないこともあるが、鑑別はさほど難しくない。

他医の患者は経過の流れがつかみづらいので休薬で応急に対応されても仕方がないのだが、それは一時的に症状は改善しても、[注10]回復を進める契機になり難い。[注11]ふつう現象は数日以上続く（症状によって瞬間的に過ぎ去ったり――中井、遷延することもある）。患者は苦痛を言語化しないか、できないでいる。この際、治療的に最も重要なのは主治医の対応である。患者にとって言語を絶する一大事であるから苦痛を汲み取り、身体の変調が一過性であること、回復途上での重大な節目の時期であると伝えて、慎重に支持的態度で接しなければならない。患者の身体を介して関与することで、患者と共にいて協力する者としての治療者の現存をいっそう確かにする貴重なチャンスになる。身体の介護は治療者と患者の間に存在するもどかしい壁を取り払ってくれるだろう。私は原則として減薬や休薬せず、増薬することで対処しているが、中井が「上に逃げる」と表現したのはこのことである。

最近のケースでは、ハロペリドールの量を変えないで精神療法的に「大丈夫なんだよ」と支持するだけにした。患者は臨界期を無事に通過した。この患者は破瓜型（非妄想型）であった。やはり臨界期症状として流涎と嚥下困難症状を呈した。入院してから約一年あまり経っていた。寛解前期の臨界期に至るまで、これほど長くかかった患者は珍しい。患者は退院後しばらくして両親を相次いで失い、単身者となった。患者は外来通院を怠らなかった。私の診察は持続する幻聴対策と支持が主だったが、次第に幻聴は話題から消え、お互いの無事を確かめる診察になった。単身生活で食事に苦労しているので、「たまには自分に奢っておいしいものを食べよう」と生活の味付けも話題にしたが、喫茶店でコーヒーを飲むのを日課にし、親が残したアパートの管理をしながら悟りを開いた僧侶のように淡々と過ごしている。彼は顕在発症した当初に救急病院で電撃を受けていた。熟練した治療者ならばたぶん電撃を禁忌としたケースであった。彼の自然治癒力の発動が極端に遅れたのはそのためではないだろうか。私は電撃をしないが、電撃をする医師はもっと適応を考慮して欲しいと願うのみである。彼は急性期に無謀にも電撃を受けた。救急部門の先生たちは、とりあえずの鎮静を図るのが仕事である。しかし後の治療を担当する医者に余分な苦労をかけないように計らってもらいたいと思う。その場を凌いで後方の病院に護送したら、それで救急の役割を果たしたというのでは困る。ベルトコンベア式の治療は目前の患者を要領よくさばくだけになる。あとの事は知った事でないのだろうか。忙しさゆえという理由は、われわれ病院勤務医も同じである。この患者のように幻聴に脅かされてはいたが、興奮状態にない破瓜型患者に電撃治療は乱用であり無茶というものだ。患者のその後の長い経過と予後を考慮して欲しい。これは切に望むところである。救急病院のある医師は、電撃で数割の患者が寛解すると豪語するが、その「寛解」の意味はわれわれのいう「寛解」と異なるのであろう。われわれは長期的見地に立って「寛解」を判断すべきであり、例えば患者の十年後を頭において治療に従事すべきである。穏やかに言うが、分裂病者が電撃で真の回復が得られるとは私にはとても思えない。寛解過程において、特に重要な初期の時点で電撃を受けることなく、本当に運が良かったと思われる担当患者が経験上何人もいる。

七

私は面接で毎回努めて身体症状を話題にしているが、それでも自律系をまきこむ悪夢、心窩部不快感、悪心、眩暈は正確にキャッチしづらい。患者が自発的に訴えないためでもある。この辺りに臨界期現象の特定に困難があるのかもしれないと思うこともある。だが、下痢と便秘の交代や不眠、血圧の上昇は通常の面接と看護記録で知ることができるので、他にも症状があるか患者に詳しく聞いた方がよい。(身体についての突っ込んだ質問は患者を侵襲しない。心気症患者や訴えの多い分裂病患者でも病状を悪化させることはない)。回復期の悪夢を聞かされることは珍しくないが、臨界期の悪夢が滅多に聞けないのは生々しくて語れないのだろうか。[注12] 回復が進んでから事後的に知らされることがあるので、その時にカルテを遡って読み返す必要が出てくる。読み返すことで治療の流れや回復段階、更には臨界期現象がくっきりと見えてくる場合がけっこうある。

八

患者の急性発病前後の体験は以前に増して頭の問題を先鋭化させ、困惑させる。身近な家族と社会、世界は変貌する。自分を取り巻く人々の表情は硬く厳しくなり、話す言葉に刺があると感じる。患者は強度の切迫感・緊迫感を抱きながら、ギスギスした窮屈な雰囲気の中で脅かされて過ごす。この状況では身体は頭《マインド》に強引に従属させられ、彷徨し、まとまらない観念とその原基の支配に従うのみである。身体への注意は極小化する。身体はまるで別次元に去ったかのようである。病勢が緩やかに経過しながらも、遂に病気が顕在化したケースは、身体の不調感を感じても徐々に注意を払わなくなるか、相応の治療を受けない傾向がある。身体が意識に上らなくなるのである。かろうじて注意が向くときは、身体は頭にとって不都合なもの、思うようにならないもの、意のままにならないものになるようだ。その一方で、頭の問題が身体に置き換えられ、心気症状や心気妄想が主症状のケースも少数いる。どちらも頭の制御と身体の警告システムが失調していると言えるだろう。

沈黙した身体が睡眠を求め、疲労を感じ、痛みを訴える転換期は、薬物の投与をはじめとした治療の開始と共にもたらされる（いうまでもなく患者が治療を受け入れ、治療者が信用されていることが条件である）。転換期がないとしたら、それは急性期状態の遷延を考えるべきであろう。ふつう寛解期前期のごく限定された期間に突発的な自律神経症状が出現する。これが臨界期症状である。このときは患者に己の身体を意識させ、医師は患者を侵襲することなく接近できる。頭に封じ込められていた身体が復活しはじめ、回復の契機となる。ここでは心身が一元なのか二元なのか、治療上はさしあたり問題にならない。

記憶が新鮮なうちに記すのだが、地方都市の病院に勤務していた頃、私が新患の入院を担当するとナースは早々におむつを用意していた。それは患者のほとんどが激しい下痢をしたためである。患者は入院後のはじめの一～二週間は昼夜の別なく寝て過ごした。分裂病者だけでなく非定型精神病者も同じだった。経過は良かった。大勢の治療者の消し難い指紋がついた東京の患者と違い、病状が歪んでいなかった。彼らは医原性に侵されている部分が少ないためもあり(と思う)、定型的な回復過程を辿り、治療は概ね順調に経過した。

また、破瓜型分裂病患者の中に入院前の数カ月から数年にわたって、散発的に37℃台の不明熱を出し、時々感冒様症状を呈する複数の患者がいた。患者は寡黙であった。身体の状態や気がかりなことを聞き、こちらからは「熱や感冒症状は身体に何かが起こっている兆候の可能性がある。こんな時はとくに身体をいたわろう。それには十分寝ると良い」と話し、その上で入院生活の辛さと不自由さを支持した。治療スタッフが手伝えることはないかとしばしば尋ねた。患者の不安を軽減し、信用されるように努めた。時間を処方することが主な治療になった。短時間の面接を積み重ねた。それでも後に患者は不安気に退院していった。外来治療は慎重をきわめたが、概して穏やかに経過した。彼らは主に生活臨床でいう受動型の人たちであった。[注13]

十

治療的観点から言って、臨界期は患者の寛解を展開する絶好の機会だと思う。この時の身体的看護と言語的支持を機に患者の信用が得られ、治療者が主体的に治療を展開できるようになる。これを利用しないのは惜しい。臨界期症状の出現は治療関係を強化し、後の治療をこじらすことなく、円滑にする効用があると強調したい。一般に破瓜型分裂病者は寡黙であり、内的世界を語らないか・語りようがないのか・言語化できない人たちが多いと言えるだろう。臨界期症状も離散的で乏しいだけに、ひとときであっても治療者が患者と共有できる時間と場を持てる機会は逃してはならないと思う。そこから治療関係が安定し、治療者がいっそう信用されて治療が軌道に乗ることが少なくないのである。

臨界期症状が発現したときは努めて支持的に接し、「あれだけのことがあったのだから、身体が悲鳴をあげたのでしょう。こんなことがあっても不思議じゃないよね」「病気が良くなる節目かもしれない。いまは特別に身体をいたわるようにしましょう」と話す。私は臨界期を、患者を頭の世界(観念の乱舞)から現実の世界(さしあたり具体的な身体世界)に戻すことに利用している。臨界期現象が鮮明なケースの方が不鮮明なケースよりも寛解に至ることがはるかに多く、一般に予測される以上に寛解が高率であると経験している。

繰り返すが、われわれは臨界期現象を治療に積極的に利用して良いといっていいのではないか。

十一

「臨界期がなくてもいつのまにか患者は良くなる」という精神科医が大勢おられることだろう。それも事実である。

私の場合は主治医として関わりながら、臨界期が特定できないまま治療したケースは全体の半数を超えると思う。それでも患者は回復し、外来治療に移行した。中井の言に反して「臨界期を経ずして」寛解する。これについて私の考えを説明する必要があるだろう。

患者の回復には数多くの要因がある。臨界期現象の出現は治療的に回復へのチャンスであり、回復の指標・転換期のひとつであるが、臨界期に気付かなくても（あるいは臨界期がなくても）、患者が非特異的身体症状を突発的に出すと、その時の治療者の対応や看護が身体的ハプニングとして臨界期の治療的アプローチに準じたものになる。それが患者を回復に向かわせる要因になることが現実に少なくない。臨界期と認知しなくても、多くの医師はそうしているのだろうし、その治療行為が患者を回復させる初期条件になると考える。臨界期を経ないで寛解するのは、この時点の治療に共通性があり、どの流派にも大きな違いがないためであろう――しかし、微妙な違いはある。私の場合は身体症状の改善だけでなく、身体を介して情緒的な交流と関係作りのために積極的に利用する。むろん、私のいう患者の回復とは精神症状の消失を一義的な目標にしていない。また、突発的ではなくても身体症状のない患者はいないので、これを話題にして治療に利用した——。身体が意識に上らない患者もいない訳でないが、こういう人たちに日常診察の中で婉曲に身体を話題に取りあげていくことは決して徒労に終わらないと思う。

回復過程は様々な治療手法によって始まる。身体を介したアプローチの手法は少数派かもしれない。しかし、身体はどの病気においても看護と治療対象の原点である。精神科でも決して例外ではなく、むしろ精神科においてもっとも求められているのである。患者の回復に身体への関与は必須条件だと考えられる。言語的関与は時に患者を侵すことがあり、身体への関わりや身体症状を軽んじることは治療経過や患者の回復の幅を狭めることがあると強調しておきたい。そのため、「今はそう思えなくても実際は大丈夫なんだよ」と患者の耳元で囁き、非言語的に患者の側にいて脈をとり、舌を診たり、熱や血圧を測り、便通・睡眠を聞き、例えば頭部の円形脱毛から足の指の爪白癬の有無まで診察することが重要なのである。形式的な身体診察ならば、しないよりは良いというほどのことにすぎない。断るまでもなく、精神科の治療が身体の診察と関与だけで十分と言うつもりは全くない。大多数の患者に対し、身体への関わりを前提にした上で精神療法的アプローチを試み、患者が発病するに至った諸々の状況・環境を整理し、不安や気持ちを汲み、彼らの豊かな感受性を損なわないように計らいながら、病的体験を非特異化するという気の長い治療的作業[注14]をスムーズに進めることが眼目のひとつである。

十二

一般に初発患者や病歴の短い患者は回復力が高い。この人たちは薬物療法のみでひとまず寛解することがあるが、ふつうその寛解は底が浅く、再発を逃れることは難しいと思われる。昨今の精神医療は寛解状態を維持し、治癒に結びつけることが課題である。それには精神療法的アプローチと治療過程における身体への関与が欠かせないと考える。身体には、病者・非病者を問わない、万人に共通で共有できる話題性がある。われわれ精神科医が患者を採血や検査を主にする診察材料や治療者の個人的興味の対象として扱わなければ、身体を対象にした治療は医師患者関係を円滑にし、回復を促進する作用があると私は思う。外来治療に移行してからも関係は同様である。治療者が見逃しやすい僅かな身体の変調についても患者の方から話題にしてくれるので助かる。

また、臨界期を特定できなくとも日常的に患者の非特異的身体症状に注意を払いながら、真摯に対処する態度が患者の寛解に関係し、治療者のキャリアは実は無関係であると思う。私は患者の身体を話題にして些細な訴えも放置しない。すぐに対処が必要なければ、数日の変化（強弱、回数、持続時間などの勾配）を見極め、また教えてほしいと伝えるようにしている。回復のベクトルに沿った患者の変化に迅速に対応することで結果的に臨界期現象の出現時と同じ治療方針をとったことになる。

十三　さいごに

臨界期が精神科医の共有できる知識とならず、治療に積極的に利用されないことは不満である。患者の長期的予後の見地からみて、柔らかい回復をもたらすには病む患者の身体を治療に取り入れることが大切なのだが、相応の理解が得られていないのは残念なことだ。

中井久夫は寛解過程論は一九七〇年代の所産であったと言う。現在は外泊・外出が活発であり、温度板が穴だらけで臨界期を特定し、判断することの困難さを語った。しかし、ある研修医は臨界期の存在を確かめるために関西から当院に勤務したが、彼は実在すると認めた。中部地方の研修医は、ある時泊まり込みで当院に勉強にきて議論したが、その後彼のケースカンファレンスに出席した際、身体的データを綿密にとらえ治療過程に臨界期症状を記載していた。また、自分は臨界期信者ではないと断りつつ、臨界期は「やっぱりあった」と認めた若手の医師もいる。

本論では若い先生たちが臨界期を科学的な検討に耐えうるべく検証し、その治療的意味と利用について新鮮な工夫と知見の報告を期待して私なりの考えを簡単に述べてみた。

《注》

1　日常診療で臨界期現象をそれと認めなくても、患者に起こった身体的ハプニングとして利用することで思いがけない治療的展開が始動することが珍しくない――事柄のハプニング性を利用する治療的な重要性はやはり中井が既に指摘するところである。

2　かねてから私は患者の十年、二十年先を頭におきながら治療に従事してきた。入院治療が短くすめば、それに勝るものはない。しかし、精神医療には息の長い、腰を据えた治療が必要であって時間がかかる。昨今の精神医療情勢は精神科の病院を治療型と療養型に二分し、その意味では私どもの病院は療養型の病院に属し、近い将来に治療の質や診療報酬面が不当に低く評価される状況にある。高度な治療や時代にマッチした先進的な治療をしているわけではないけれども、精神科治療の根幹である個人療法を優先している。治療型の病院や救急病院の治療を受けて、「生乾き」の状態で退院した患者やこじれた患者のその後の治療を担当することが多いが、それでも寛解率（治癒率）は悪くないと自負する。初発や病歴が短い患者が主な治療対象になれば率はもっと高くなるだろう。療養型の病院が単に患者を収容する場であり、治療的な関与が薄く消極的であるかのような印象を持たれやすいが、そうならないよう気をつけたい。注3を参照していただきたい。

3　退院後の寛解後期に臨界期症状を呈したケースがいる。患者は高校時代に発病したが、大学に入学してから近くの某大学病院に入院した。分裂病と診断され、いともあっさり治らないと宣告されたそうだ。患者は些細なアクティングアウトのため隔離室に入れられた。しかもその間主治医は夏休みを理由に患者に断らずに休んだ。父親は大学の治療がもっとも高度のレベルにあると考えていたが、現実の精神医療を知って落胆し不信感を覚えたと言い、怒りは隠そうとしなかった。父親は精神科の勉強を始めた。患者はフェノチアジン系の薬物に過敏性があり、そのため40℃台の熱発が見られた。薬物に原因があることを発見したのは父親であった。だが、父親の医師への進言は無視され、時に医師の不興を買ってしまった。治療に口を出す家族ということで治療者に疎まれた。(以下大幅に略す)。その後患者は退院して国立病院の外来に通院したが、この間患者は自分と同時期に入院していた人たちのほとんどが外来治療が長続きせずに再入院を繰り返していることを知った。父親の精神医療への不信感はますます助長された。父親の意向で患者は精査のために東京以西のいくつかの大学病院を受診し、短期の入院もした。(更に略す)。複雑な事情はあったが、ある医師の「治ります」という決して気休めではない言葉を頼りに、患者は当院の外来に通院することになった。その後、多彩な症状を呈して一年後入院した。予想に反して入院治療は順調であった。入院前の昼夜逆転の生活リズムが改善し、規則的な生活になった。家庭で生活する方がより良い治療になるだろうと判断した半年後に退院した。その後も生活リズムの規則性を維持した。不安が軽減した。眠剤の量が激減し、飲まないで自然に眠れる夜もあった。患者本人が驚くほどの変化であった。三カ月後に激しい下痢を数日続けた。これがいわゆる寛解後期の臨界期であった。「(臨界期は)ほんとうにあるんですね」と父親は語った——父親は臨界期現象も文献で知っておられたのだ。以降、薬物的にはそれまでの処方の三分の一の量で安定した療養生活を維持している。外見上の明瞭な変化は、体重の減少がないのに表情がスッキリして、若い女性にふさわしい髪型とセンスの良い服装で来院し、動作が軽快になったことである。一般に回復が順調な患者に見られる現象である。年を経て老いた父親は寝込むことが多くなった。母親が経済を支え、これまで以上に働かざるをえなかった。早朝に出勤し、帰宅は遅かった。患者が母親代わりに父親の介助と家事を担った。時に幻聴が患者を脅かしたが、振り回されることはなくなっていた。疲労のため数回の短期休養入院を必要としたが、今は、徐々に増える家事と父親の世話に追われながらも生活リズムが規則的になり、時間を作って昼寝をしている。頑固な不眠が消失し、眠剤は不要である。

4

研究・業績至上主義は最近始まったことではない。分裂病に限定して言えば、治療者が自らの体験をもとに患者の発病から回復までの経過、更に回復後の経過を五〜十年の単位で詳しく報告した論文は極端に少ない。話題性に乏しく時間がかかるためであろうし、先に述べたように大学で指導的立場に就く医師の大部分は、精神病院で時間をかけて分裂病者をじっくり治療した経験がないようだ。そういう人たちが分裂病の経過論や治療を教育するとしたら、己の経験にないことを教えることになるが、大学では、このようなことは教えないそうである。患者を診たと言えるほどの治療的関与さえしないで経過論を書いている学者もいる。ある学生からの伝聞によると、分裂病は治らないと教えられているそうである。全般に六〇年代までの悲観的教育と変わりがないと思われる。

基本的に大学人でない私のような者でも、大学の研修医が受ける精神医学教育に危惧を感じる。研修医をはじめとして精神科治療の初学者が、神経症圏の治療はともかくとして、分裂病者の治療において急性期から寛解して外来治療に至るメリハリのある過程を観察する機会をほとんど持てないことを不幸に思う。分裂病者の順調な回復過程を縦断的に観察できれば、既にインプットされている古典的分裂病観が一新されることもあると思う。最近の大学病院の入院患者は長くても半年で退院させられるケースが多いと聞く。大学によって事情は異なるだろうが、研修医段階で分裂病観と治療観が固定することがないように教育的な配慮がなされてしかるべきだと考える。

5　本来、研究と治療は相互排他的なものではない。しかし、現実は横断的・遡及的知見は研究者が優先し、われわれ臨床医は長期的視点に立ち縦断的に治療的関与を続け、患者の回復を優先する。治療の手法やアプローチの仕方によって患者の予後は変わるが、患者の予後はしばしば患者の個人特性に帰せられてしまい、治療者の言い訳になっている。だが、治療者特性の方がよほど問題であると私は思う。端的な例は患者の自殺に表れる。精神科の患者は自殺のリスクが高く、精神科医が治療活動を続ける以上患者の自殺を避けて通ることは困難であるとはいえ、特定の治療者に高率に発生する傾向は厳粛な事実である。しかも当の治療者本人が気付いていない場合が少なくないのは、原因を患者の個人特性や精神病者の特性に帰して己の治療を省みないためであると思う。「しかたなかった」と言うのは、患者の自殺から何も学ばなかったことに等しい。

6　かれの一連の論文によって、学術論文はおしなべて専門用語で書かねばならないという拘束が解かれ、悪しき慣習が追放された。これを機に論文発表の自由化が始まった。

7　そんなことをしたら、もっと重篤な状態になると言う人が多い。この治療観の違いは昨今でも変わっていない。医師の中でもヴェテランに理解を求めるのは困難であった。この手法で不幸な転帰をとった患者はいなく、患者が回復に向かうことを知っている看護者の協力が頼りになった。

8　これまでも書いたが、分裂病の治療における七不思議のひとつであった。

9　これを当然と言うのは易いことだが、現実の臨床場面で実行されることは意外に少ないのではないか。こういう目立たない行為が実は何よりも治療的に作用すると私は密かに思っている。

10　だからその場では適切な対応であったと言われるだろうし、臨界期症状と認められないままに単なる薬物の副作用としてすまされることがほとんどなのであろう。

11　同じ状態を繰り返しながら、回復が進まず次第に慢性化した患者が今も入院している。

12　一般に、夢は覚醒して数分で内容の大半を忘れてしまう。それにもかかわらず、かれらが長く記憶していることを軽く考えるのはどんなものか。悪夢は強烈な体験であったに違いない。今は「非病者」であるわれわれも悪夢を見るが、それは苦境にあったり、厄介な問題を抱えている時に多いことを思い合わせてみると良いだろう。それでも忘れてしまうのが通常である。ごく当たり前のことだが、夢を軽く考える治療者は少なくないので記す。

13　精神科医になって早い時期からの私の治療目標は、能動型の患者を受動型に替えることにあった。理由は省くが、その方が予後が良いためであった。それには身体を話題にし、大雑把に言って、易疲労性と睡眠の関係において身体に過重な負担をかけないことを勧め、身体のサインを目安にしてやっていこうと話すのを常にしていた。私は患者に通じる言葉だと経験している。

14 例えば、幻聴という不思議な現象の原因を探して妄想的に意味づけする患者に対しては、個別的体験を尊重しながらも数日の全不眠のもとでは珍しくないだろうこと、頭が冴えているように思えても実は偽りの冴えであること、私が患者と同じ立場に置かれたなら、やはり同じ体験をする可能性があるだろうこと（しかし、仮に私が治療者でなくとも、そのように決めつけて考えることは一面の真理であっても、常にそうではないだろうことを患者の回復の程度をみて伝える）、直感は時々過ちをおかすことなどを話題にして、患者の個人的体験を一般化する作業のことである。病歴の若い患者ほど理解を示す。

第二章 硬い慢性患者をほぐす

一 はじめに

ふつうの単科精神病院に入院している患者は、過半数以上が慢性分裂病者で占められている。寛解過程のあらゆる段階で慢性化した患者がいる。彼らの顔や身体つきは一様に硬く、動きが重々しい。残念なのは急性期を抜け出す中間段階で（従って、急性期症状を残したまま）慢性化し、入院期間が十年を超える患者がいることである。もとより全ての患者に高度な回復を望むべくもないが、かれらは早い段階で安定してもよい状態にいたにもかかわらず、回復の軌道に乗るチャンスが失われていた。彼らが安定しないのは治療関係の構築が十分でなく、治療者の分裂病者に対する悲観的態度が関係していた。回復が思わしくないと年月が経つにつれて次第に絶望に変わっていった。個人面接はなくなり、看護者から状態の報告を受け、薬物の変更で患者に対応するようになっていた。

ある患者は薬物が十五種を超えて、あたかもショット・ガンのような処方になった。大きな投網を投げるかの如くであった。数種類の抗パ剤が投与されているのは悪性症候群の発症を防ぐためのようだが、個々の抗精神病薬に何を期待しているのか不明だった。患者は薬物によるせん妄状態とパーキンソニズムが続いたり、内科的疾患によるのか、精神症状なのかわからない複雑な状態像を呈したことがあった。

われわれ治療者は為すべきことをなしても五年担当して改善が見られなければ、担当を交代して別の視点で治療を見直すことが肝心なのかもしれない。他医の患者は主治医よりよくわかることがある。この際医師のプライドは無用である。相性が合わない患者はしばしばいるし、恥じることはない。プライドゆえに患者を抱え込むタイプの医師の裏返しに、「患者離れが良い」と言われる医師の中に自らの治療責任を放棄して患者を厄介払いするタイプの医師もいるが、これは論外である。

稀ならずあることだが、長く担当しているうちにいつの間にか家族が望まないという理由で退院できないケースが出てくる。患者の代弁者であり弁護士であるべき医師が家族側の事情を優先させてしまうのである。悲観主義を治療者・家族が知らず知らず共有した結果ともいえようが、これは本末転倒と言うべきであろう。治療者側の諸問題を解決すれば分裂病者の慢性化を防げるケースもないわけではない。病の重さや治療技術と関係のない要因が慢性化を促す場合もあると考えられる。分裂病者の易傷性に配慮しながら、患者を慢性化させない治療的工夫、技術を向上させたいものである。

さて、現在の精神医療の場でわれわれが慢性分裂病者をイメージするとき、次のようなことがあるだろう。症状論的論考は最小限にする。

(1)発病時の病的体験が生々しく残っていて、長期間脅かされ続けている患者が少なくない。これは治療者が精神科医だとしたら責任は大きい。急性期の鎮静化のあと、なだらかな寛解過程に移行するデリケートな時期を安心してくつろいで潜らせる空間が病院内に必要かもしれない。

(2)ふつうは病歴が長い――病院や治療者が何度も変わっている。不十分な寛解で退院して、後の外来治療が継続されずに再燃し病院ショッピングを繰り返すケースがいる。

(3)治療関係が行方不明になっている――治療関係が構築されないままだったり、「構築」されても内実は名目だけの粗略な慢性的治療関係のケースである。

(4)何を考えているかわからない――持続的な頭の騒がしさと世界の脅威に曝されているかもしれない。それならば治療的に方法はある。

(5)どこから手をつけてよいか迷う――治療の目鼻がたちにくい。緘黙あるいは饒舌、多彩な言動あるいは動きの欠如がそう思わせる。

(6)出口がなく、八方ふさがりのように見える――悪循環から抜け出せずにいる。

(7)どうやっても変わらないのではという先入観が治療を慢性化させている――医師の治療観と職業的慣れ（マンネリズム）が関係しているのではないか。

(8)前の病院・治療者の刻印は無視できない——前にも述べたが、病院や治療者が患者の顔を作る。動きは少なくても終日苦渋な顔貌が続いたり、荒れた分裂病者がいる。

(9)回復の芽が残されていたら幸いと言えるが、意外に健康な側面・体験が無傷で根枯れしないで残っているケースが少なくない。

(10)病的体験が慢性的に続いている——病的体験が固着するのは分裂病に特有のものでない。そうさせる一因は治療者の技術にあるのではないか。幻覚や妄想が持続しているにしろ、それを治療対象にするより身体自体や身体感覚などに矛先を変えるのも一法である。幻覚、妄想を「除去」することが治療ではない。

(11)人格水準の低下とか感情の平板化と表現したくなる——変化の少ない入院生活や気のない診察が助長させていると思われるが、きめこまやかに縦断的に診ていくと、それほどでもないケースが数多くいる。

(12)重い自我障害・思考障害があるとして慢性状態を納得したくなる——一〇％でも改善に寄与することは不可能か。治療が障害を重篤にさせなかったか。

(13)可塑的部分がないと考えられがち——「技法」や「治療的興味」に走った精神療法やワイルドな精神分析などでズタズタに切り刻まれていない限り可塑性は残っている。ヒトは予想以上に強いものだ。

(14)ふつう、積極的な治療対象から除外されやすい（看護に任されがち）——治療者の諦めが作用している。

(15)治療関係が慣れ合いになっていることが多い（暗黙の共謀）――慢性分裂病者はそれが常態であると錯覚され、治療者と患者がいつの間にか妥協している。患者ももはや変化を望まないことが多い。

(16)研修医にとって分裂病治療の初体験は慢性分裂病者である――研修医の治療センスを磨くための重要な経験になる。悲観的治療者になるか、楽観的な態度をとれる治療者になるか。精神科医になって数年の経験が決めるかもしれない。悲観論者は治る病気も治せなくなる。治せないから治らない病気と決めてしまう悪循環が始まることになる。

分裂病の症状の重さが分裂病者にこのような状態をもたらし、慢性化させる最大の要因であると私は思わない。純粋に症状によるのであれば解決の手だてはある（慢性化は治療者の関与量に反比例する）。しかし治療者と患者の関係の中で作りあげられた慢性病態は、固くもつれた糸をほぐすに等しい困難がある（治療者の関与量に比例する場合が珍しくない）。

皮肉なことに治療者が関与しない分裂病者の natural history による分裂病の慢性病態はこじれた結果の慢性化でないだけにシンプルであり、治療者のわずかな助力で患者に自然治癒力を期待できることがある。

二　患者がどの段階で慢性化しているかを考える

ここでは中井久夫の段階論を援用することにする。

(1)　急性状態――急性期の症状が傷口を開けたまま、年余に渡って慢性状態にいる患者が珍しくない。鎮静と良眠を優先する。

(2)　寛解期前期（[症例A]）

(3)　寛解期後期（[症例B]）

(4)　段階判別不能――二、三世代前の治療の遺産と言える人たちで、今となっては「解体」としか表現できない状態にいる。古いカルテを読み返すと回復の軌道に乗るチャンスが再々あったことがわかる。

三　慢性患者の病態（段階によって異なるが、ここでは主に長期慢性患者）

慢性患者に限らないが、患者の顔は病院によって異なる。病院の治療環境や地域の治療文化が患者に与える影響は多大である。管理的治療環境に長く置かれた患者の表情は一様にこわばり、没個性的になる。石のような固さや弾力を失ったゴムのような印象を受ける。これは後記する[症例A]

にも認められた。以下はどの病院でも見られるであろう慢性分裂病者の一般的な病態特徴である。この慢性化という事態は、長期になればなるほど固定して変化しない状態とみなされやすいが、それは誤解である。患者は微妙に揺らいでいると強調しておきたい。

(1)縮こまって硬化している患者が圧倒的に多い——とくに破瓜型分裂病者に多い。

(2)表情をはじめ、動作・態度が重々しく口数が少ない。

(3)病的体験の慢性化だけなく、問題解決の孤独な貧困化がある。

(4)日、週、月の単位で病勢が変動している。

(5)水中毒患者が多い。

(6)ときに悪性症候群を起こすことがある。

(7)喫煙習慣のある患者はヘビースモーカーが多い。

(8)常同的で奇異な動作をする人がいる。目立つ癖のように見える。

(9)日頃から身体的に不安定で危なっかしい人の率が高い。

(10)状態像が精神症状によるものか、身体症状なのか、判然としない人もいる。

(11)ひっそり目立たずにしているか、荒れたトラブルメーカーになっていることもある。

(12)患者は比較的健康であった時期にあった能力が療養中に低下しているか、なくなっていることを不安視する。例えば記憶力・根気などがあり、性的能力の低下を恐れる。

ある時、昼間から自慰行為に及ぶ患者のことが話題になった。いつもは寡黙で医局の調和を優先する年輩の医師が、「それはかれらが自分の能力を確かめている行為なんだよ」と毅然とした態度でぴしゃりと発言した。この先生は普段から病棟に入って患者の行動をよく知っていた。私も素直に同感した経験がある。

⒀家族は疲れ、士気が低い——面会に来ない・外泊要請に応じない。

⒁その他——⑴〜⒀はごく一部の特徴である。視点の当て方次第で様々な特徴が見られる。「安定しない慢性病態について」（精神科治療学九巻九号・治療覚書その15、または『分裂病を耕す』〈星和書店〉第十章）を参照のこと。

四　とりあえずの目標

精神病院勤務医としての現在の私の重点課題は、慢性患者の硬さ・重々しさをほぐし、柔らかさと軽快さをもたらす治療を実践、工夫することにある。

⑴治療関係の安定と改善を最重要課題とする。真の意味で治療関係が安定しているとしたら、患者の慢性化は軽度であるはずである。治療者とのパーソナルな関係から改善・安定に時間をかけること、患者の信用に足る存在になることに努める。

⑵もっとも求めるところは心身の硬化・萎縮をほぐすことにある——⑴が前提になる。

⑶慢性期間の短い患者には病歴の洗いなおしと仕切りなおしをする必要がある。

(4)改善と安定のどちらを目指すか——慢性状態の長さと個別の特性によるが、例えば、入院歴二十年の患者には改善よりも安定を優先する。

(5)頻回に再発し、そのつど病院を変えて入院する患者には、「これを機会に入院を打ち止めにする」という治療者の心意気・志気の高さが必要となる。こういう患者が実に多い。自分の能力を越える患者は別だが、難症（重症）患者でも転院させたり、外来治療を体よく放棄することはしないで定着、継続するように努める。結果的に患者を抱え込みすぎてしまう場合もあるが、いずれにしても誰かがやらなくてはいけないことであろう。

(6)こじれた患者のこじれをなんとかスッキリさせたいと思う気持ちが大切になる。

(7)慢性患者に限らないが、根気のよい定期的な面接は基本前提になる。

(8)願わくば、患者に当てにされるようになること。

(9)慢性分裂病者は常に荷重（病圧）を負っている。工藤は「重さの感覚」が意識の辺縁に上るような「ふんわりした安定感」を求め、それは「やわらかさ」の回復の兆候であると言う。

(10)患者の生育歴・生活歴、本来持っている能力などを考慮して無理なことは求めない。可能な範囲の中で生活の質を良くすることに努める。

(11)時代に逆行するかもしれないが、慢性患者にとって退院は必ずしも善ではないと考えることも大切である。

(12)家族に患者の受け入れ可能な器量と忍耐が期待できるときは、慢性患者の退院を考慮し、外来治療に移行する方針をとる。

五　アプローチと治療

症例検討会も同じだが、治療を中心に語るのは見栄えのしない仕事である。日常のこつこつとした取り組みだからである。症例の病歴や問題点（病理）などは文献的に記述されても、報告者の実際の治療姿勢や態度、そのつどの治療方針や診察の進め方など日常の実践のデテイルや勘どころは記述がわずかで、内容も総論的にならざるを得ない。日常臨床のデテイルや勘どころは先輩や同僚医師の診察に陪席するか、かれらとのパーソナルコミュニケーションを通して知ることがほとんどである。

慢性分裂病者に対してどのようにアプローチしたら硬さや萎縮をほぐす治療ができるのか、考察してみたい。

まず、ここで病歴が長く粗い治療を受け入院となった患者を症例に挙げ、アプローチの仕方と治療の実際の一部を述べる。

症例A：五十代前半の男性、寛解前期の慢性分裂病

一流と言われる大学を卒業した。就職難の時代であった。彼は大学院を卒業後、司法試験の勉強

を自宅で始めた。そのうち閉居しがちになり、幻覚・妄想状態で発病した。当院に入院するまで何回かの長い入院歴があった。患者は昼夜逆転の生活をして荒れた状態にあった。これまでに治療者と安定した関係が築かれたことがなく、主治医が何度も代わっていた。退院後の通院と服薬は不規則であった。精神症状の増悪と生活の破綻が家族を悩ました。今回は前の病院が満床を理由に入院を断ったため、姉が彼を入院させるために奔走した。役所のケースワーカーは協力してくれなかったばかりか、彼の病気は家族のせいであると言い、彼女を屈辱的に責めた。彼女は電話帳で精神病院を調べ、あ行の欄に当院を見つけた。病院が彼のアパートから距離的に近い場所と知り、私が当直の夜に入院相談の電話を入れた。「お困りのようですから連れてきていただけたら診察しましょう」と病状によっては入院の受け合うことを伝えた。患者は姉の説得を受け付けず入院を拒んだ。身内に人手がないため、姉は民間の護送会社に患者の移送を依頼した。数日後患者は四肢拘束されて来院した。病院では入院を引き受けた医師が主治医になることが慣習だったが、都合がつかず新入の学派（治療観）の違う医員にお願いした。患者は隔離室に直行した。回診時に隔離室で患者とはじめて会った。入院を観念した様子で落ち着いていた。古典的な分裂病者の「あの顔」という印象を受けた。病歴の長さが明らかに表情に認められる人であり、表情は硬く、頭髪は乱れて歯は磨かれていなかった。

　患者は病院生活に速やかに馴染み、寡言だが穏やかにしていた。さしたる病的症状がないためか、主治医は三カ月後に退院を提案していた。姉は驚き、困惑した。こんなに早いと思わなかったらしい。私は早すぎると考えたので主治医に意見するつもりだった。患者が全くほぐれていなかったためである。表情・身体・動きの硬さと全身にぎこちなさ・心もとなさが見られ、経過の良い寛解者が見せるふんわりとした柔らかさがなかった。さしあたり精神症状や病的体験は問題ではない。かりにこの状態で退院しても外来通院と服薬を継続するとは思えなかった。一カ月ももたないだろうと私は危惧した。この患者の場合は以前と同じ結果を繰り返すだろうと推測された。これでは今回の入院が無に帰することになる。現実はこうした退院決定が多いのだろう。しかし、ひとつの重要な決定をする際は数年先を見据えたあとくされのない慎重な配慮をしたいものである。

たまたま患者の退院が決まる前に主治医は病院を辞めることになった。入院時の経緯から私が患者を引き継ぐことになった。私は患者をほぐすこと、主治医やスタッフを信用してもらうことを治療方針にした。入院して四カ月経過していた。

〈初回面接〉

あらためて自己紹介し、退院の焦りとこれまでの苦労をねぎらった。今は退院してからも穏やかに生活するための準備期間と説明した。服薬の合意を取り直し、薬の飲み心地を聞くと、ふつうと言う。睡眠の具合は、九時前に寝ると深夜に中途覚醒して寝なおすのに二時間かかるので寝る時間を十時以降にしているとのことだった。前医が処方した就前薬（ベゲタミンA®四錠、ヒルナミン®（二五㎎）一錠、アキネトン®一錠）は変更すると伝え、ベゲタミンA®二錠、デパス®三㎎にした。

〈二回目〉

「今まで薬を飲まなかったので注射されているけど、止めて欲しい」と冗談を混じえて言う。「私も注射は好きじゃないので止めましょう」と答えると患者は笑う。「就前薬が減って調子が良い」「先生も大変ですね。沢山の患者を診ているから」と表情豊かに話す。「（あなたの）感じが変わりましたね」「いや、これまで担当の先生が権威的で話ができなかったんです。先生はそうじゃないから話しやすい。こんなこと話さないほうがいいですか？」「何でも話せるのが面接です」と伝える。言葉が豊富で笑顔が多く、リラックスした感じが認められた。彼は礼儀正しく退出した。これが患者の新主治医へのサービスでなかったことは、後の面接で明らかである。患者の冗談と笑みは申し出が断られた時の為の防衛的な意味あいがあったのだろう。

〈三回目〉

野球をラジオで聞くのが楽しみと言う。彼は病前から大学野球のファンであり、当時の母校で活躍した往年のアマやプロになった野球選手の情報に明るく、最近の選手についてもよく知っていることが分かった。生き生きと語られた。私も患者とほとんど同世代であり、選手のことは知っていた。面接で患者は豊かな表情で語り、情緒面の交流が自然にできた。

〈四回目〉

足蹠の角化症と爪白癬がひどいので、その治療を開始する。

〈その後の概略〉

姉と同伴で外出する。患者は歩きたくない様子があり、面会に来なくていいと言う。姉は残念がるが、「もう少し様子を見ましょう。きっと変わってきますよ。皆さんは表情に出さないことがありますが、けっこう楽しみにしているものです。朝から面会を待っている方が実際は多いのです」と話しておく。

希望して単独で新宿まで外出する。昔、入院中に父親が面会に来て一緒に新宿まで外出したという。食事や買い物を楽しんでくださいと言って送り出す。次週の面接で、新宿御苑で昼寝してきた。○○屋書店に寄った、××屋のカレーライスが食べたい、また行かせて欲しいと希望する。

ある日外出したが、雨のため以前馴染みの喫茶店ですごし、くつろいできたと言う。

焦りが減り退屈を感じ始め、近くの駅前まで散歩しコーヒーを飲んで帰る。

三カ月後、七六kgの体重を気にして軽くダイエットを始める。頸腕症候群になる（病状が好転し始めたり、一息ついた時期に出現することが多い）。

歯科に通院する。これらは身体に注意が向き出した結果であろう。

姉の面会を喜ぶことが多くなる。一緒に外出して食事をしてくる。

六カ月後、「母校の野球部がA大にボロ負けしたので頭にきて」神宮球場まで外出して応援してくる。試合終了まで観戦、一年ぶりとのことである。

ある日、自然な成りゆきで入院歴と入院した病院の感想を語る。十三〜四年間入院したI病院にいた頃がしんどかったと言い、作業の苦労を話す。「働くだけが能じゃない。これだけの苦労があったんだから、退院したら仕事はともかく生活の質を良くしましょう」と話すと、「そんなふうに言ってくれる先生は今までいなかった。I病院では毎年主治医が代わって、月に一回の面接もなかった」と言う。

八カ月後、一カ月ぶりに患者と面会した姉に印象を聞くと、「とても変わった。弟の方から話をしてくるようになった。言葉数が多くなり、センテンスが長くなった。前に勧めたときは乗り気のなかった旅行に行きたいと言ってきた」とのことである。

九カ月後、高齢の母親と姉の三人で患者の希望する関西国際空港を見に行くことになる。母親の年齢を考え、空路はやめ新幹線で行き京都に泊まり、そこから車で空港を見学しに行く。「楽しめた！」と短かい感想を報告する。姉によれば旅行中の患者は活動的であった。午後二時頃になると疲れたと言い部屋に戻るが、ひと休みしてまた出かけた。

面接で時に応じて、睡眠や体調、気分、排便など身体症状以外に頭の回転・騒がしさ、記憶力・根気の程度を聞いた。一番辛かった頃のことやその時の気分の窮屈感（発病前後の頃の話である）などをそっと尋ねた。体験を大まかに整理して辛さを汲む作業が数回は必要だと考えるためである。

〈近況〉

弟の顔つきが変わってきた。入院前に撮った写真の顔と先の京都旅行中の顔つきが全く変わっていると姉は言う。

患者は退院間近の他患がアパートを借りる契約が済んだ情報を知っていた。風呂付きの部屋が四万九千円で借りられることに驚き、「福祉でもできるようになったんですね」と感慨をこめて言う。

「病院に入院していても貸してくれるんですね」「ホッとしました」と自分の気持ちを表現する。日常生活から彼のほぐれは十分ではないが認められている。まもなくアパートを見つけてから退院する予定である。患者は第六章、一三六ページの［症例1］である。そこでも記載したが、患者は退院後まもなくから、それまでの長い入院生活で失った時間を取り戻さんばかりの勢いで活発に行動した。毎早朝にアパートを出て、最寄りの駅から二、三駅先まで運動のために歩いた。そこで始発電車に乗った。行き先は郊外であったり、都心であった。近県まで足をのばすこともあった。時刻表を巧に使って最短時間で夕方前に帰っていた。地理や史跡、各地のイベント、食べ物のおいしい店に詳しく、患者の関心は多岐にわたり幅広かった。それには驚嘆させられ教えられた。だが風呂好きな反面、衣類には注意を払わなかった。いわゆるバンカラなタイプであった。そのため出先で奇異な目で見られ、何度かトラブルがあって五年後、再入院した。病院や警察を責めた。妄想的な色彩はあるが、患者の病歴と受けた処遇から容易に推測でき、同情を禁じ得ない。

次の症例は荒い治療を受けていない。病歴も長くなく、寛解前期の状態から後期に回復し、更なる回復の準備状態にいる。

症例Ｂ：緊張型分裂病、二十代半ばの男性、二年間入院した後の外来患者

患者は［症例Ｋ］（精神科治療学九巻二号・治療覚書その12）で一部重複する。緊張病性興奮状態となって二年間入院し、外来通院の四カ月目から担当した。カルテに、入院中は外作業を三カ月続

け、ほぼ寛解状態で退院したと記載されていた。退院後十社を超える数の会社に応募していたが、どこも書類選考や面接で不採用になっていた。直前の診察で、「自殺の方法を考えている。考えないと気がすまない。自殺したくなるんです」とあった。初回はいつもの型どおりに診察した。睡眠(就床・起床時間、熟睡感の有無、中途覚醒、目覚めの気分など)、日中の過ごしかた、薬の飲み心地などを聞いた。昼まで寝て、焦らされる夢を見ていた。午後から夜の就床までラジオを聞いて、ゴロゴロして過ごした。表情や態度が緊張していて、コチコチに硬い人であった。初対面のせいだけでないことが感じとられた。三回目の診察で自殺念慮について遠回しにそっと尋ねた。「就職試験に落ちるようになってから、自殺の方法を考え、やり方を増やしてしまう」と答えた。患者は退院してはいたが、寛解期前期の回復段階にいたのである。頭の中は騒がしく、「考えては疲れ、そして横になる。勝手に浮かんでくる。いつも同じ内容だが考えてしまう」と言った。就職情報誌を買って何回も入社試験を受けたが採用されなかった。「ガックリ」。「変態的なことを考えないとすまない。三時間に一回浮かぶ」。その後も相変わらず、「頭が忙しい、ヒマになりたい」と言う。七カ月目に「知覚変容発作」が以前からあり、続いていることが報告された。「夕食前の六時ころからイライラする。木目が気になったり、紫や緑の光が見える」と言うのでレキソタン®を投与した。動作は軽快で頭の騒がしさはこのごろない。早く仕事をしたいが、焦っていない。睡眠は十二時間。八カ月目に「近くのスーパーに就職が内定した」と報告した。「ホッとした。いつもは十二時に起きるけど、今日は八時に起きた」。次回の三週後の面接では、六時半起床し、「チャンと起きれる」。仕事は、「立ち放しだけど、なんとかやっている」。出勤前の気持ちは、「抵抗がない」。仕事が終わったときの気分は「うれしい！　ホッとする」。変則二日の休日には、就職前のように「家でゴロゴロして、ラジオを聞いて過ごす」と言う。その後、患者は仕事は疲れると言いながら、仕事ができる喜びを話し声には張りがある。身体の硬さが減り、怒り肩が丸くなった。就労して三カ月後の感想は、「疲れる」。疲れをとる工夫として帰宅すると食事してからひと眠りし、それから入浴して初給料で買ったCDラジカセを聞いた。休日はこれが楽しみだと言う。六カ月経過後も、無遅刻・無欠勤だった。働く喜びは、「お客さんと接するとき。緊張しない。こういうことは嫌いでなかった」。疲れは「足にくる、立ち放しだから」。頭の疲れや気疲れはない。仕事が終わると爽快感があると言う。頭の忙しさはふつう、頭の回転もふつう。健康管理法は「寝ること」。毎日の入浴を欠かさない。職場では動作が「のろい」と年下の上司に叱られるが、「悔しくはない」。仕事にミスが多いと認める。顔色がよく、肌に艶がある。顔つきや身体にしまりが出た。

この患者は外来通院していたので、寛解期後期の状態にいるという先入見が私にあった。私が入院時の担当医であったら、まだ退院を考えなかったと思う。こういう時期に退院したケースはほとんど経験したことがなく、治療の眼目をまず身体をほぐすことに置いた。肩や全身からリキミが抜けるように言葉に気を配り、仕事に就けない気持ちを支持しながら、もどかしさやしんどさ、身体のこと、疲れ易さなどを話題にした。診察が進むにつれて彼は柔らかくなってきた。表情が緩んで笑みを見せることもあった。目つきが柔和で優しくなった。自殺念慮は自然と話題にならなくなった。

私は就労できないでいる外来患者には待つことの辛さを支持しながら、「待ってもらう」ことに診察時間の大半を使うことが常であったが、彼は就職したことを報告した。しかし就労はいかにも早すぎると感じた上、緊張が強い人なので長くは続かないだろうと感じた。スーパーの店員のような仕事が向いているとは思えなかった（このごろは案ずるほどでないと思っている。案外合う人もいる）。患者が仕事に喜びを感じ、健康管理に注意していることが回復を進める力になっていることは確かである。仕事が終わって「ホッとする」「爽快感がある」という感覚をもてることも回復に重要な要素となっているのだろうと考える。そういう感覚を意識に上せる治療を私は重視する。彼は仕事に就く少し前から太り出していたが、これは回復の段階が寛解期前期から後期に移行するときに認められる現象である。その後、患者は通勤に時間がかかる支店に転勤となり、無理と判断して自分から早々に会社を辞めた。焦りがあるとこういう判断はなかなかできるものではない。それ以後も求人案内に応募し、採用されたこともあるが、数日働いて自分に合わないと言って辞めた。今は就職活動しながら家で音楽を聞く生活を続けて、いかにもくつろいだ様子が見られる。太った体重を気にしてダイエットし、六七kgで維持している。彼は一kgの変動でもピタリと言い当てる。

以下、アプローチの仕方と治療の要点を列挙する。症例も参照のこと

(1)アプローチはこころからいくか、身体からいくか――治療者が病的体験にこだわることの無意

味さは慢性患者の治療の場合、特に強調したい。

(2)私は身体からアプローチを始める——体重や血圧を測り、爪のカット、爪白癬、耳垢、足踵の角化など身近なところから治療をする。ほぐれてくると肥満気味の患者は体重が減少に傾き、やせている患者は太り始めるのが一般的である。身体を治療関係の媒体にするのはサリヴァンのいう「身体の辺縁的感覚を意識に上せる」ためである。

(3)一般に、身体のほぐれはこころをほぐす。逆も同じである。

(4)治療者の丁寧な言葉遣いや開かれた態度、声の音調や抑揚が大切であろう。いくら強調してもしすぎることはないと私は思う。

(5)これらは患者の慢性的緊張のレベルを下げる作用がある——薬の副作用と考えられていた手指の振戦が消失したケースがいる。restless leg も単純に副作用と考えていない。その患者は気づいてみたら消えていた。いわゆる「ムズムズ」(蟻走感)も同様であって効パ剤よりも抗不安薬が奏効するが、十年以上の期間で「ムズムズ」が副作用として扱われていた患者は残念ながら抗パ剤や抗不安薬を投与しても効果が薄い。

(6)処遇困難患者も変わる——すでに何回か報告したが、彼らは治療スタッフの誠実さに敏感である。それに応えて関係が安定し、親しみと信頼を寄せる。

(7)やはり治療者の共感的態度がベースに必要である——病歴の中でしばしばあった困苦をねぎらう態度も同様である。

(8)患者の感情・情緒を尊重すること——知的レベルでの接触はむろん大切だが治療の科学性を重視するあまり、患者との情緒面の交流が治療の上で下位に置かれていると言えないだろうか。[症例A]でも身体や感情レベルの交流が関係を安定化し、信用を得る要因になった。

(9)言語よりボディランゲージのほうがよく通じることがある——場にふさわしい動作や表情が言葉以上に説得力を持つ。言語の傷害性を和らげる作用がある。

(10)身体病（悪性症候群、水中毒発作も含め）や臨界期症状の突発などは回復段階を大幅に改善するチャンスである。患者の個人的ハプニングも同様である。

(11)患者の健康な体験を尊重し、関心の幅を膨らます。

(12)慢性的な睡眠の質の悪さ・便通の改善をはかる。もっとも基本的で重要なことだが、多くの場合、これは形式的な対応ですまされている。

(13)もっともな意見・訴えに耳を傾ける——手伝えることは速やかにやる。働きかければ、それが応えられるという手ごたえの体験が人間の能動性を支えるのだと思う。その体験を与えず「無為」を責めるわけにはいかない。患者の要求をできるだけ活かすよう治療側が努力をはじめると、患者は能動的になってくれるけれども、この能動性はときとして一見「悪化」のように見える場合があることに留意が必要である。

(14)共通語で話し合う。「頭の騒がしさ」「頭の回転」などの言葉は説明しなくても通じる。身体を媒体にした言葉も無難である。そのころは家族をはじめ患者も精神科専門書を読んでいる。「幻聴」

や「妄想」は一般語になっている。正確に理解していないことが少なくない。しかし、「自己身体違和感」があるので薬をくださいという患者の発言を聞いて驚いた。医者が教えた用語であるが、これは反治療的である。詳しくは述べない。

(15)就労を退院の目的にしない——これには普段から時間をかける。就労は患者の拠り所であると同時に過重なプレッシャーになる。慢性患者の大半は一度ならず失敗を経験しているし、自尊心が傷ついていることだろう。〔症例A〕は入院中は作業圧力、退院すると就労圧力を受けていた。一般に患者は退院後就労をめざし、焦る傾向が見られる。仕事が拠り所になるのだが、治療者が働けと促すのはかれらの気持ちを逆なでし、焦りを助長することに等しい。あえて就労を促さず待ってもらうのも治療の技術のうちである(〔症例B〕)。今は不況のためリストラされて職のない人が珍しくなく、またフリーターも社会に容認されている。一般社会の就労自体が困難になっているので、患者に対する周囲からの圧力が減り、患者の焦りも同様に減っている。

(16)いわゆる「健康」について話し合う——心身の伸びやかさ・ゆとり・余裕・ゆったり感を話題にして、「健康度」を自己採点してもらうことがある。そして不眠の辛さ・不眠による精神的影響や不思議な現象(例えば聴覚過敏、頭の騒がしさ、幻聴、自生思考——これは精神科医の情報交換に非常に便利な用語である。私は長い間、患者に対して「自分で思ってもいないことが勝手に浮かんできて困ることはありませんか」と聞くことがあった。患者の同意を得ることが多い。実際、患者は自分が考えたこともないことが浮かんできて困惑していることがある)を予測することがある。

不眠の翌日は、「ハイ(high)」になると認める患者も少なくない。

⒄易疲労性については折にふれ話す――この病気は些細なことにも疲れるのが特徴のひとつと説明する。薄皮を剝ぐように軽くなると気休めでなく予測しておく。

⒅入院生活の不自由さ・窮屈さについて労う。そのため外出や外泊を勧めることがある。病院の食事に滅多に出ないもの（例えば熱いステーキ・寿司など）、好物を食べてくることを勧める。現病院は設立されて三十年を越え、今では居住性の悪さが目立つのもその理由である。

⒆外泊・外出の遅れを責めない――無事に帰院したことを喜ぶ。「気にかかっていたんだよ」と話し、このうえで「連絡してくれると安心できる」と伝える。患者に責任を追求しようとは決して思わない。治療上重要なことだと考える。何故ならば、患者は約束違反を既に十分気にしている。一般に、患者は外泊しても帰院予定の前日から帰る準備をする人たちである。帰院しなかったり遅れるのはよほどのことがあったと考えてよいか、病勢の判断を誤ってふさわしくない時期に外泊を認めた医師に責任の大半があるだろう。外泊中の事故はこういう時に起きやすい。「病気」を半ば職業にしている人やすれた人は例外である（一般に働けるのに働かない患者には甘えがあるかもしれない。しかし、これを指摘して働けと言うのは治療者の脅迫にならないか。強者の論理でないか。私ならば他の方法を考える。自殺者の出現を強く危惧するためである）。治療者が責めるのは塩をもって神経を逆撫でするようなものであるから。このへんの患者の心理的ニュアンスを感じとるのは治療者の治療センスによるのだろうが、若い先生たちは是非理解して欲しい。

(20)拒薬・断薬を責めない――「試しに止めてみたくなるよね」と認める。そのうえで薬を止めてどうだったかを情報として聞く。誰にとっても薬をいつまで飲むのか、飲まされるのかは関心事のひとつであろう。病識がないと言われる精神科患者の服薬のコンプライアンスの高さが何を意味しているのか考えてみると良い。それは医者への信頼によるのではないのか。持続して服薬してもらうのも精神科医の技術であろう。一方、このごろは薬の効果を積極的に認め、服用している患者が少なくないが、やはり飲まなくて済むものなら飲まないでいたいと考えている。これは患者のもっともな心情である。自己治癒努力として大げさにとりたてるほどでないが、患者は服薬に限らず、実に様々な試みを秘かに行っている。

(21)患者と外出や散歩をしてみよう。民間の精神病院に勤務していると、担当患者が多いので時間的に実行困難なことであるが、関係作りの一助になると共に病棟では見られない患者の意外な側面を発見することがある。

(22)患者が語る病的体験はむろん聞く。時にこちらから水を向けて有無を探ることもある。日常生活や頭に占める程度、切迫した脅威感があるかどうかを知る。「たいへんだねぇ」「つらいねぇ」「不思議だねぇー」「うーん」「へぇー」「大丈夫そうに思えるけどねぇ」などと言うことはあるが、基底にある不安・心情を汲む。治療者の細かいコメントは不要であろう。まして解釈しない。断定的な否定の有害さは常識である。

(23)患者は挿間的に出現する身体症状を薬物のせいにする傾向にあるが、そうでない可能性もあることを示唆する。原因のはっきりしない症状は経過を追い、面接で何度でも話題にする。臨界期症状も念頭に置く。

六　慢性状態からの回復・離脱の目安

患者が慢性状態から離脱する時の目安のことである。

(1)それぞれの治療者が自分でできることを目安にするとよい。

(2)私の場合は、体重変動をはじめ表情の動き（笑顔の出現など）・柔らかさ・サッパリ感・目の動きと目つきの優しさ・肩の丸み・面接時の何気ない動作（さりげなく机に腕をのせる、手つきによる言葉の補助など）・日常動作の軽快化・声のトーン、さらに歩行の軽さ・適度な緊張の有無（面接時に緊張感がない場合は慣れ合い面接だろう）などを目安にする。一般に服装や頭髪が整うのは回復が高度になってからである。

(3)臨界期症状の出現、つまり猛烈な下痢、流涎、嚥下障害などの出現は回復の千載一遇と言わないまでも回復への大切な契機になりうるし、目安になる。単に偶然事と考えるのは本当に惜しいことである。慢性患者が身体に関心や注意を払うようになるチャンスなのである。最近もせっかくのチャンスを生かせず、元の木阿弥になって前の病態に戻った入院患者が何人かいる。

(4)味覚の回復とか季節感の出現はつとに中井久夫の主張である。

(5)変薬していないのに昼間の眠気の増強は回復が進むときに起こる現象である。薬の効きが良くなるのは緊張のほぐれであり、回復の兆しである。
(6)日中起きている時間が増えてくる。
(7)テレビなど比較的長時間見られるようになる。こちらからは勧めないが、本が読めない、頭に入らないと言う患者は徐々に読めるようになる。
(8)書字が整い、字の大きさが一定になり、字列が真っ直ぐになってくる。
(9)昼寝の仕方が棒状からゆったり型になる（慢性患者の中には、何故かあえて寝苦しそうな寝相をしている人がいる）。
(10)情感を交えた面接が増えてくる。
(11)病棟にいるのか、いないのか、目立たなくなる。
(12)心底から「退屈」を感じ始める。
(13)頭の回転は「ゆっくり」か、「ふつう」と表現される。
(14)タバコの数量を減らしたり、ダイエットを試みる。
(15)病院の居住環境の悪さの中で、早く寝なさいと言う病院スタッフがいないとき深夜にしみじみ孤独を楽しむこともある。

七　さいごに

われわれは日常の臨床で治療の主な対象として慢性分裂病者と接している。彼らの病態は複雑多岐な状態にあり、「病的症状」を精細に見ればどれひとつとして同じものはない。しかし、数少ない共通特徴として年単位で続いている表情・動作の重々しさや硬さがあげられるであろう。彼らは再発を繰り返すたびに重々しさや硬化の程度が増す印象がある。そのため、「人格(病態)水準の低下」「人格の平板化」などと記載されることになる。一般に慢性分裂病者は、その硬さによって病態が常に同じか悪化の方向にベクトルが向いていると考えられがちであるが、実際は可塑性が認められることが少なくない。ただし、可塑的要素の多寡は個々の分裂病者の特性にもよるのであろうが、おそらくそれは僅かである。むしろ患者の治療の歴史の中で作り上げられることが圧倒的に多いのではないか。患者と治療者（広く治療スタッフ、病院環境、地域文化）の関わり方によると考えられないだろうか。分裂病者の病態は患者と治療者の合作であって、関与の仕方次第で経過が全く別ものになることが決して珍しくない。治療者が患者を柔らかくもし、硬くもする。それが患者の表情に表れるのであり、顔を作るのだろう。注1

だが、分裂病者の顔つきや言動で主治医がわかるようでは実は困るのである。誰が治療しても同様な良質の経過をとるのが理想だが現実はそうではなく、分裂病者が容易に慢性化することは広く知られていて、現にアプローチの仕方次第で一年に満たない短期間に慢性化する分裂病者がいる。しかし一方、数年経ても慢性化しないで回復の軌道をゆっくり辿る患者もいる。われわれの治療学の立場はそれを患者の病型や個別性に帰すことなく、あくまで治療的アプローチとの関数と考え、慢性化を防ぐ些細な知恵・工夫を集積して地道に実践していかなければならないし、そうすることで分裂病の精神病理に寄与することができるかもしれない。

分裂病者の治療は、初期条件を変えて何回でも最初から繰り返せる物理や化学の実験とは違って、仕切り直しはできても分裂病者のクロノス的・生物学的時間はとり返しがきかない。ここに治療の困難があり、細心の慎重さが必要になるのである。[注2]

さし当たり分裂病を考察するあまりに分裂病者を忘れる愚を犯さないこと、傷害性（侵襲性）が少なく患者を萎縮・硬化させない治療を心掛けること、最悪でも治療行為によって病状をこじらせないことが大切であろう。

《注》

1　ここに精神科医療と一般科医療との相違があるのだが、一般科において、定式化された同じ治療法がとられても主治医によって患者の経過が微妙に異なる。患者の不安を和らげながら治療を進めれば難病に類する病だけでなく、日常的によく見られる病でさえも回復がスムーズであろう。ニセ医者が世間を騒がせることがあるが、彼らはおしなべて患者の評判が良い。それはニセ医者が患者の訴えを丹念に聞いて不安を汲み取る態度と心をつかむ技術、自分の医学的知識の限界を知っていることにあるのではないか。無免許の発覚を防ぐための処世術の側面はあるとしても、「親切で話を聞いてくれる良い先生だった」とニセ医者にかかった患者の素朴な言葉や心理をわれわれは知るべきである。

2　精神医学が科学でありえない論拠のひとつである。

第三章 寛解・退院・外来治療をめぐって

一 「寛解」概念と「治癒」について

一般に患者の入院を決める時、個々の精神科医の判断にそれほど大きな隔たりはない。それと対照的に退院の決め方は入院時と違って実に様々である。これにはケースの個別性と治療者の分裂病治療観・治療姿勢・治療哲学などが関係しているものの、退院を決める一応の判断基準としては「寛解」という概念があり、[注1]精神科の治療は病気の「寛解」を目標としてきた。分裂病者は回復したように見えても短期間で再発することが多く、それ故「治癒」ではなく、彼らの回復はあくまでも仮の安定状態を意味していた。われわれはそれを「寛解」状態と呼んできた。

「寛解」は定義上再発を必然とする概念である。しかし分裂病者が短期に再発するのに理由がないわけでない。たとえば「寛解」を症状レベルで判断したり安定の内実を考慮しないで症状の消失を治療目標とするならば、患者が再発を免れることは困難になるだろうと私は思う。症状は病のひとつの表現形態であって、症状の消失が分裂病の基底にある分裂病的なものの消失、収束、解決を意味するのではない。症状が消え状態像が安定しているように見えても、安定には見かけだけの浅い安定と人間や世界を信用する膨らみのある懐の深い安定とがある。われわれは安定の質を考慮すべきであった。患者の安定度の判定は治療者の主観（分裂病の治療観、分裂病者の回復像など）に委ねられ、しばしば浅い見かけだけの安定で満足されてきた。陽性症状であれ陰性症状であれ、これまで症状の消失を一義的な目標としてきたため、患者の回復はおそらくは底の浅いものだったと考えられる。これは脆い安定であって、「治癒」から遠い従来の再発しやすい「寛解」なのである。極論すると、これが分裂病を再発しやすい病として誤解させていたと考えられないだろうか。本当は分裂病は「治癒」する病ではないのか。われわれの治療の未熟さに原因があったのではないか。あえてそう考えてみる価値があると思う。

また、われわれの関与の仕方次第で、症状が消失するまで、あるいは消失後の治療過程自体に病をこじらす要因が無数に発生することを考え合わせると、分裂病治療の難しさは病の特殊性というより精神科治療の構造や環境における患者と治療スタッフの治療関係・対人関係の難しさにあるかもしれない。われわれは患者の治療にかかわった時点から、患者の対人関係面に参加するのである。患者の対人的問題を共感的・支持的に受けとめ、患者が苦手とする理屈を超越した対人関係面でのアヤや呼吸合わせなどのような微妙なことがらや、人間や世界が基本的には信頼できるものであることを知るための共同作業が日常の精神科治療となろう。私はスタッフの患者に対する基本的態度とし、ふつうの市民と接するような物腰や言葉遣い、礼節の大切さを指摘してきた。患者のもともとの病状を複雑にしたり、こじらせないためである。いったん寛解した患者が初発時と異なるこじれた病態を示してたやすく再発する場合があるという臨床上の事実が精神科医の共有する認識と体験になっている。ここに必ずしも分裂病の自然の経過ではなく、医師をはじめとするスタッフと患者の対人的関係が少なからず影響している可能性を謙虚に認めるべきだろうと思う。

私の分裂病者の治療目標としての「寛解」は、その先にある「治癒」を見据えたもので症状消失は二義的になる。症状以上に患者の言動の基底にある心情を汲んで、彼らが置かれている状況を理解するように努める。[注2] 患者の孤独や矮小感、寂寥感、空虚感、無価値感、生きる重圧感などに対して支持を絶やすことなく補給しながら、低下した自己評価の再生と安全保障感の確立を図り、治療者としての私が人間の代表として信用されるようにする。患者にヒトは信用しても大丈夫なのだという「基本的信頼」をもって欲しいためである。更に、診察で日常的に身体に関心を向けさせる治療的作業は身体像の回復と身体が発信する警告に注意を払わせる効用があるだろう。[注3] そのうえで一定の距離を保ちながら情緒レベルの交流ができるようにしたいと考える——治療関係が馴れあいにならないように注意する必要がある。これらで患者の萎縮・硬化（侵襲的な治療圧力による硬化と世界や他者の脅威に抗して突っ張った病圧による硬化がある）をほぐすことができれば、まさに懐が深い奥行きのある安定状態をもたらすと私は考える。「余裕」や「ゆとり」のもとに自由に自己決定ができる状態（中井久夫）が真の「寛解」であり、それが「治癒」の前提となるであろう。

ともあれ、患者の退院はこれまでの「寛解」概念で決められ、精神科医の「寛解」観は症状レベルに依拠するあまり懐の深い安定を図る視点をもってこなかったように思われる。

私はここで「治癒」を念頭に置きながら、「寛解」が「治癒」に結びつかず、分裂病者が容易に再発する理由と再発を少なくする私なりの考え方について簡単に述べてみた。

また昨今は患者の高齢化や病院のダム化現象が顕著になり、精神医療の潮流は外来中心の治療にシフトしつつある。そのため退院は長期的な視野にもとづく治療的配慮とは別個の要因で決められることもあり、喜んでばかりいられない状況にあると指摘しておきたい。つまり、長期漫然入院者が減少する一方で安定度の低い寛解状態で短期に退院する者が増加し、ひいては頻回な再発者を生むと予測される点についてである。後述する。

二　入院の説得と退院を待ってもらう説得

患者は入院する際、たとえ「入院する必要はない」「自分は病気ではない」と拒むことはあっても強制によらず説得によってしばしば潔く入院する。患者には、「どこかが変だ」「何かが違う」「すべてが逆さまになった」と自分や自分を取り巻く世界の変貌を不可解に思う気持ちや困惑が認められる。病識がないと言われている分裂病者が入院を納得するのは、急性期の事態の重さに比べて入院

という非日常性は彼らの問題の内に入らないためかもしれない。注4

それに対して退院については、「どうなれば退院できますか?」「退院はまだですか?」と端的かつ素直な質問をする入院患者がいる。これはもっともな質問である。われわれは質問に答える義務がある。十人十色の返答がなされることだろう。そこに医師の治療観が如実に反映されるようである。まさか「幻聴が消えたら」とか「妄想がなくなったら」と答える精神科医はいないと信じたいが、返答に窮する質問のひとつである。「あなたはどう思いますか?」と、まず反問してみることが薦められている(と思う)。しかし治療を受け入れて順調に回復している患者でさえ、自己の回復像がイメージできないでいるのであるから、精神病水準の患者にそのような反問は愚かしく酷と言えるだろう。入院中の身であっても、患者は自身の入院理由をほんとうに知らないため医師に聞くのである。

私の答えは単純である。「よく眠れて疲れがとれること、気分がのびのびして晴れやかになれた時かな、ついでに太ってくれるといいね」「退院できる時期は案外自分でわかるようだよ」と大雑把に毅然と断定的でなく答える。退院を心待ちにする気持ちを評価し、「退院したくなくなったら、こちらも困るよ」「入院している期間はあなたの人生の中でほんの一時です」と言い添えることもある。こんな答えで患者が納得するかと訝る人もいると思うが、日常の面接で「病気」についてではなく、ひろく心身の「健康」を話題にしていると、それ以上追求されることはまず少ない。「先生はまたはぐらかす」としばしば言われるが、責める患者はいない。治療関係の安定した患者の傾向である。

三　退院の条件

ここで、一般的な退院が決まる条件を挙げると、

(1)十分に寛解したと判断されたとき（完全寛解）
(2)病的症状は残っているが「状態」が安定していて格別の問題がない（不完全寛解）
(3)入院治療より外来治療のほうが患者により良い休養・回復が期待できる
(4)患者の病的症状の消退で回復したと判断されたとき
(5)安定しているが、「無為」傾向や自発性・活動性の低下が目立つ慢性患者を共同作業所やデイケアに通わせる意図で退院させて社会生活と外来治療をはじめる
(6)難症患者、治療困難・処遇困難患者など治療者が手に負えなくなったとき
(7)患者や家族の不信や焦りによる強い退院要求に対してやむなく説得を断念したとき
(8)家族が病院の遠隔地にいて、家族の協力が求めにくいとき
(9)経済的に入院継続が難しいとき
(10)看護基準やベッドの回転率を上げるために長期入院者を退院させるか、転院させる
(11)何らかの理由で医師が治療責任を放棄するとき
(12)その他

などがあるだろう。

(1)〜(5)のケースで、われわれ治療者が注意を払わねばならないことは、治療者と患者の間に退院後の外来通院と服薬を続ける合意が成立しているかどうかにある。それには入院中からの患者との安定した良好な関係が決定的に重要な要因であると思われる。[注5] とても外来に通院しそうもない感触がある患者や退院後の生活がイメージできない患者は、ひとまず退院を見合わせる必要があるだろう。

(6)と(7)のケースは治療者やスタッフの忍耐と士気の高さ、器量と相関するし、なかでも医師のやる気がスタッフに与える影響が大きい。つまり患者の焦った退院希望に対し誠意をもって入院継続の必要を説く余裕が治療者にあれば、それに応じて納得する患者や家族がほとんどである。だが、患者の焦りが家族を動かしたり、あるいは家族の方が強い不安と焦りを抱いたために退院を希望するケースが現実にいないわけでない。初発患者の入院の場合に時に認められる。これは医師側の忙しさと無縁でなく説得に粘りが欠けてしまうためもあるだろう。そのうえ感応性に病的状態になった家族の説得は難しい。

もっともこういう家族の心情の基底にある不安や自責感を十分支持し、もしも同意が得られれば抗不安薬や睡眠導入剤を投与することもある。その上で協力をお願いして患者の入院治療を継続した経験のほうが実際は多い。家族の動揺と焦りは無理からないことだが、もしかしたら、生涯にわたるかもしれない病の経過を案じながら患者に尚早な退院を認めるのは担当医にとっても辛いことである。なんと言っても初回治療が肝心なのであって、後々になって医師をはじめ患者・家族がするであろう苦労に比べれば初回入院時の治療上の苦労はまだ軽いといえよう。

また、家族に頼めばいつでも退院できると思い込む患者が生まれることがある。この場合は将来的な回復に禍根を残すだろう。患者あるいは家族が治療の舵を取ることで順調に回復したケースを私は一例たりとも知らない。

(8)のケースは家族が地元の名士で、身内や子息の発病を知られたくないために遠隔地を選んだり、地元に信用できる病院がないことなどが理由になっていることが多い。体裁の良い厄介払いでないなら幸いである。

(9)のケースは滅多にないが、先進的といわれる病院に入院したが高額の差額などで経済的に入院継続が不可能になった患者である。三カ月で数百万の治療費がかかり、転院してきたケースがいる。治療費だけが米国並みで、高額の負担費用に見合った治療をなんら受けていないのが気の毒であった。

(10)は看護基準をあげるため、病院に沈殿した長期入院患者を放逐しベッドの回転を良くする精神医療の最近の過酷な風潮による。これからの精神医療はやみくもに患者を入院させた時代と異なり、新患を三カ月以内に退院させることで効率的な医療費の向上を目的とする時代になった。何事にも一長一短がある。なるほど、漫然長期入院患者は減るであろうし、それだけならば非常に結構なことである。しかし、一方では十分に寛解していない患者でも半年以内に退院させられることが増えるだろう。それが病院経営戦略として最優先されるとしたら、患者をさらに再発・慢性化させる要因になるだろうと危惧せざるを得ない。向後の精神医療における検討事項であると思う。

(11)医者の我儘やプライドと関係しているなら困りものである。

四　寛解退院したものの……

患者の退院は三節の(1)や(2)のケースが一般的で、こういう退院の仕方が多いだろうし望ましい。しかし、入院治療で「寛解」といわれる程度の回復がもたらされるにしても、院内での治癒は理論的にはありえない。治癒は生活の場である家庭や社会を媒介とした対人関係の中でしか求めることができない。患者の回復過程が順調であっても入院治療だけで十全に回復することはやはり難しい。退院してすぐに活躍する患者はいても少ないだろう。したがって退院の決定は寛解して病が完全に回復したというより、患者が家庭や社会で安んじて生活の再開に耐えられるだけの心理的、身体的準備が整い、家族側の受け入れと調整ができた時期になされるのがふつうである。身よりのない単身者の場合は、より慎重な配慮と絶えざる支持が必要であり、パラメディカルとの連携が大切となろう。

入院治療はそういう時期が円滑にもたらされるように計らい準備するのが目標であって、回復ないし治癒はあくまでも外来治療を継続し、病み上がりの療養をしながら家庭や社会の中で達成するのが通常の道程である。治療の場を入院から外来に移すにあたって治療の一層の安定化が長期的に重要となる。

現実には寛解して退院したものの後の経過が思わしくないケースが出てくる。分裂病者に真の回復が難しいという証拠のように語られるが、そういうケースにはいくつかのタイプがあり、一概に患者や分裂病の特性に帰結できないことが少なくない。むしろ治療者特性や治療技術を検討したほうが実りがあるかもしれない。

寛解退院後、長期的に経過が思わしくないと予測される治療状況に以下のようなものが挙げられるだろう。ごく常識的なことであってもっぱら治療者側の条件である。

(1)治療関係が安定していない
(2)外来治療の維持が図られていない
(3)不安定な治療関係が続き、治療者の改善努力が不十分であるか、なされていない
(4)家族、とくに治療者が一般的な社会規範を患者に求める[注5、6]
(5)患者が治療者や家族から「就労圧力」「就学圧力」を受けている
(6)生活リズムが一定化するまでの過眠やブラブラ・ゴロゴロを非難し、怠惰と見なして許容しない
(7)患者が自らの治療の舵をとり、性急な生活拡大を治療者が容認している
(8)患者の密かな試みや手さぐりが評価されない
(9)治療者が服薬内容や変薬の理由を説明しない、弱い立場の患者は求めようがない

⑽治療者が短期間で交代する
⑾治療が指示・命令調である
⑿治療者が患者や家族を叱る
⒀治療者のイメージ通りに回復が進まないとき治療を放棄し、責任を患者に帰す
⒁その他

五　外来治療の基本方針

入院治療を担当した患者が退院した場合、私の外来治療は下記の方針をとる。

(1)そのまま外来に通院してもらうことを原則とする。通院間隔は患者の状態にあわせて一～二週に一回とする。

(2)通院中にドロップアウトするケースは幸い少ない。しかし、外来受診日に来ない患者には、服薬回数を減らしたところで残った薬が底をついてしまうと予想される二～三週目に電話や手紙で本人や家族に連絡をとり情報を得る。来院を指示したり、近在の患者にはこのごろはケースワーカーに家庭訪問を依頼する。

(3)東京の東北部(江東区、台東区など)、埼玉、横浜など通院時間が二時間を超えても、転院の要請がなければ一日がかりの仕事として通ってもらう。メドがつくまでは要請があっても説得して転

院を考えない。患者を抱え込む意図は全くないが、治療観が近い医師や病院の紹介先が限られているためもある。大学病院は担当医が頻回に代わるので好んで紹介することはしない。

(4)急がないが外来日まで待てない程度の相談事は昼食時間や夕方に病院の方に電話して欲しいと伝えておく。緊急時は時間を問わず病院に電話してよいと請け合い、あらかじめ自宅の電話番号をこちらから教えておくこともある。一般に、分裂病圏の人たちの電話は少なく、都合で外来日に来院できなくなったとか、薬物の副作用の突出に驚いて連絡してくるケースがほとんどである。

(5)病院をショッピングしたり、そうせざるを得なくなった末にこじれて主治医不在の状況で、紹介や救急病院から入院してくるケースが少なくない。患者の側に治療の継続を忌避したり、何事かの事情があるとしても不幸なことである。大抵は治療関係に原因があるように思う。治療者の治療責任が問われてしかるべきケースも残念ながらある。この場合は患者が病院を替えたり通院を止めてしまいたくなる心情や病理を考え、入院治療中に良好な治療関係作りに力を注ぎ、長期的な見地から医療不信の軽減と医者の信用の再獲得をめざす。その上で外来治療の継続と安定を図る。しかし、治療者にはひそかな意気と志気が必要である。

六　「寛解」にむけて――寛解前期に慢性化させない治療

寛解の判定は治療者の主観と治療観によるところが大きい。三節の(3)のケースのように病的体験の消失が寛解と見なされることも少なくない。ここに退院患者の後々の経過を左右するような隘路があると私は考える。体験の消失は、単にそれだけのことであって再発を遠ざける作用に乏しい。実際、容易に体験が再現して入院を余儀なくされるケースが珍しくない。従来から言われてきたように再発のたびに病像が不鮮明になり病態が重くなる印象がある。それを、病の「火種」が消えていない「壁の塗りたて」、「生乾き」なうちに退院するためと言うのは単純に過ぎるだろうが、再発・再々発の理由のひとつにあげられると思う（細心の注意と慎重さをもってすれば外来治療で「生乾き」を補完することは可能である。ただし、外来で時間をかけた懇切な診察は、「その気」がないと難しい。三分診療になりがちである）。

私がもっとも恐れるのは患者の病がこじれて絡まった糸が次第に塊になることである。そうなってからではほぐすのに非常な困難が生じる。かつて（あるい今でも）、分裂病は再発しやすい病で、しかも再発を重ねるにつれて病態が悪化し「人格水準」が低下すると教えられてきた。確かに再発にはそういう悪質な成分がある。しかし一方、幻覚・妄想の再燃がなく、疲労や困惑感を主症状として緊急避難的に再入院する患者もいて、彼らには人格水準の低下とか病態水準の悪化、二次的な病的症状が認められない。かれらは「こじれ」の無さで共通していて数カ月の入院の後に静かに退院して再び外来通院に戻る。こういうケースが稀でないため従来の経過モデルに納得しない臨床家が増えてきている。

今ここで考察を進める上で、こじれ方が少ない初発患者が分かりやすいモデルになるだろう。初発患者は回復を阻害するよほどの事情がなければ、今ではいったんは寛解に至ると考えてよいだろう。寛解患者の回復を一層順調にするために経験的常識論を述べてみたい。患者へのアプローチの仕方や治療観はしばしば述べてきたので寛解過程にいる初発や病歴の短い患者に対する治療の要点を記すことにする。

ふつう、急性期を離脱した寛解前期の患者には強い消耗感や索漠感、どこか孤独で茫洋とした感じが認められ、歯磨きや洗面、食事、入浴、着替えすら難儀な状態にあり、終日臥床していることがある。彼らはウトウトとまどろんでいるか、何も考えずにぼんやりと布団に入っていると答える(布団の中で幻聴と対話している人は寛解期初期や慢性患者に多い)。

病棟は畳部屋が多いので布団は敷き放しである(みっともないという理由で昼間は布団をあげさせる病棟もあるが、畳に横臥している患者の姿はどこか寒々しく痛ましい印象を受ける。その点ではベッドは気兼ねなく、いつでも横になれるので便利である)。

私はこの臥床を支持し、作業やレクへの参加を促さない。レクに誘う程度のささいな勧めでも患者には圧力になることがある。そのため潰れてしまうケースが現実にいないわけでない。治療的に消極的に見えたり、遠回りに思われるやり方は見栄えがしないが、易傷性が少ないと思う。患者は「拒絶」を苦手にしていることを念頭に置くべきである（勤勉を美徳として患者を動かしたくなる世代の先生たちに理解していただきたい）。

それでも、「負担でなかったら」「楽しめそうなら」「気分転換になるなら」と勧めることはある。看護はこの方針を理解しているので強制することはない。このままでは先々動けなくなるとか何もできなくなる、怠け者になると不安がる新人スタッフや家族がいて当然である。回復が進むと患者はすでに何回かの外泊を経験し、家族には外泊中は疲れたらいつでも横になれるように布団を敷いておくようにお願いしておく。「今はこの時期だけでなく、後々の回復を順調にすすめるためにも肝心かなめの大切な休息の時期であって、無駄に横臥して時間を潰しているのではない」との説明で納得してもらえることが多い。

むろんこの間は手をこまねいて観察しているのではない。寂しさを伴う茫洋感に対してもっぱら支持的に関与して、過剰な消耗は回復の一里塚と話すこともあるが、多くの言葉を必要としない。患者は徐々に起きている時間と活動量が増える。目に輝きが出て表情にしまりが見られるようになり、感情の表出が豊かになる。動作も軽快になる。それはいつの間にか気付いてみたらという感じである。治療者が焦らず待つ姿勢で地道に関与している限り、時間は向精神薬に劣らない薬になるのである。

分裂病治療の長い歴史の中で、この時期の回復段階ほど治療者が患者へのアプローチと治療指針に悩み、迷わされた時期はないと思われる。治療者は家族ともども、このままでは患者はあの忌まわしい「廃人」になるという不安に駆り立てられた。そのため寛解前期に患者を無理にでも動かそうとする試みが活発に行われたが、治療的にことごとく裏目に出た。最近でもその傾向がないとは言えない。しかし、この試みに患者を将来的に萎縮・硬化させ、慢性化させる危険な側面と破壊性があることをはっきり指摘した精神科医は稀である。「残遺型」といわれる分裂病者をはじめ分裂病の慢性化がこの時期に端を発しているケースが実に多いと思う。ジーモン（Simon, H.）のかつて説いた作業療法と似ても似つかない半ば強制された作業療法が取り入れられた。作業療法が有害というのではなく、患者の個別の回復段階とタイミングを慎重に考慮して行うべきである。[注6] こんにち語られる精神医療のリハビリは旧世代の病歴の長い患者のためのものであって、初発患者は原則として必要としないと私は考えている。一般に精神科のリハビリを整形外科をはじめとする内科・外科・脳外科などのリハビリと同列に語ることは難しいだろうと思う。また、現在は「陰性症状」を改善するというコマーシャルベースに乗った薬物の使用が流行しているが、いわゆる賦活剤あるいは抗うつ剤は分裂病者に駆使できないと思う。それらがなくても「陰性症状」は改善すると強調したい。なによりも患者のもともとの回復過程をあえて加速しようとしたりねじ曲げないことが良いと考える。[注7]

七　さいごに

このごろは寛解前期の段階で退院を決める患者が稀ならずいて、駆け出し時代の精神科治療と様相が変化している。それは治療の継続を諦めたわけでなく、母親を代表とする家族・援助者が負担覚悟で退院を希望し、医師が同意するケースが増えたためで、またそのようなケースにほぼ限られている。私の勤める病院は創立三十年を越し、今日まで二回増築されたが、居住空間が狭い。急性期から抜け出した後の寛解前期の若い患者が病棟で大半を占める年輩の慢性患者と過ごすことに無理があると判断するためでもある。寛解前期の段階で慢性化している患者にも退院を勧めることがある。漫然と長く入院していても、退院すればその人なりの家庭生活が期待できるケースに対して行う。単身者でも通院してくる。三カ月くらい持ってくれるかしらと心配しながら退院させた患者もいるが、何とかやっている。しかしふつうは順調に回復が進んで寛解後期に至った時点で、入院治療を続けるよりも自宅で静養した方が一層の回復をもたらすと考えられる患者に退院を勧めることにしている。むろん退院後の外来通院や服薬を継続する必要性は入院中に何回も話し合っている。患者の「病識」の有無と無関係に通院してくる。この十数年間を振り返ってみても、ドロップアウトしたケースは少ない。これには患者との情緒面の交流や身体のケアを通して医師や医療が信用されていることが前提になる。そのような面接を心掛けることが役に立っていると思うが、患者の柔らかい緩徐な回復の仕方を熟知し、患者の尻を叩かない治療方針が一致していて先を急がないケースワーカーの協力が最近では大変貴重である。[注8] 彼らは特に、身寄りがないか、身寄りがあっても協力が期待できない単身者や生保受給者など、患者の中でも条件の悪い弱者に適切な援助をする。患者が精神科に入院していることを隠さず、彼らは不動産屋と交渉して大家を説得のうえでアパートを借りる契約を成立させ、部屋のメインテナンスや細々した相談事に走り回っている（ケースワーカーがいない時代は私がだいたいのことはやっていた。当時はアパート探しを市役所の職員に頼んでいた）。

担当患者の過半数は病院を転々として安定した医療を受けず、治療者が治療意欲をなくすほど病歴が複雑な患者が当院に留まり、その人なりに安定してやっと医療に定着した慢性患者がほとんどである。その大半は条件の悪い立場にいる単身者や生保受給者であるが、しかし患者の発病当時は熱心な援助者であったと思われる家族が現存するケースも少なからずいる。それにつけても、患者を退院させた後の治療を継続して診る意志のある医師が意外に少ないのはどうしたものか。全く慨嘆に耐えない。患者の退院後の生活、行き先を見据えず、「あとは野となれ山となれ」といった具合である。私は治療者・患者間の関係が安定し良好であれば、外来治療が途切れたり、ドロップアウトするケースはごく稀だろうと素朴に考えるのだが、現実はそうではないらしい。というのは、退院を決める時点で患者の通院や服薬の継続を予測できるし、かりにできないとしたら私の場合は退院を見合わせ、治療関係の改善と私を信用してもらえるように努め、時期を待つ。医師が「せいぜい圧力をかけず侵入してこない無害な存在である」と知る精神病者の服薬のコンプライアンスは他科の患者に比して圧倒的に高く、通院を継続すると経験している。三節で記した(1)〜(5)のケースが短期間で外来治療を中断するのは、諸々の要因を単純化した上での仮定であるが、治療関係すらしっかりと構築されていないか、基本的なところで医師が信用されていないためと考えてみる必要がありはしないだろうか。病歴をこじらせたり治療者の行方が不明のまま患者を慢性化させる原因の一部になっていないだろうかと思う。前稿の〔症例A〕はこの仮定に該当すると思われる。

精神科医の「やりがい」のひとつとして、退院した患者を外来で診察しながら本当の意味での病の回復とゆとりのある生き方への変化に支持的に関与し、共作業的に伴歩することにあると思うのだが……（治療者の哲学を患者に教えるのではない。治療者が刻印を残さないで圧力の小さい無理のない治療を続けることが大切であると、既に何回も述べた）。

《注》

1　新版精神医学事典（弘文堂）によれば、「寛解は完全寛解と不完全寛解に分けられる。前者は症状が完全に消失した状態であり、後者は症状が多少残存するが状態像は安定し、ある程度の社会生活が可能なものをいう」（永田俊彦）とある。辞典一般が持つ紙数上の限界を考えれば、この簡潔な定義は正しく、大方の精神科医の一般的見解であろう。だが、この「寛解」概念は、分裂病が治癒することなく、再発しやすい病とみなした時代（現在も同じかもしれないが）の精神科の治療水準の所産であろう。確かにこの用語は定着し、現に従来の意味での寛解者はいるわけだが、それで満足してはいけないと思う。一九九〇年代半ばの現在では、分裂病は治癒する病と認めて良いのではないだろうか。外来患者のなかに、数年ないし五年後に評価すれば現在の状態はすでに治っていると判定できるであろう分裂病者が少なからずいる。その人たちは十分に回復していても、あえて現時点で判定しないだけのことである。数年前に遡及して、そのころから治癒状態にいると認められる患者も当然いる。医師は治療開始の判定に敏であっても、治癒については急ぐ必要は決してなく、遅れてもいいのである。むしろ遅らすほどの慎重さが求められるべきであると思う。安定度の高い寛解患者の「自分はもう健康だと思う」「いつになったらクスリをやめられますか」という質問には、「今でも止めていいのかもしれないけれど、主治医として冒険をしたくない」「クスリを飲んでいて健康なら、飲まないでいる時の健康と変わりがないと思う」「ただ、遠くない将来には定期的にクスリを飲まなくてもよいようになると思う。会議の前とか、未知の人に会うとき、イライラするとき、気疲れしたときなど、クスリを飲んだ方が気分や身体が楽になります。必要な時に薬を利用すればよいでしょう。そうなる時期は自分で分かるようになるようです（随時服用）」と答えることがある。現に週に数包の服薬で足りる患者がいる。操作的診断学は治癒する分裂病を除外しているが、これは臨床的事実を反映していない。治りにくい分裂病のみを本物とする分裂病観は残念である。

2　そこには患者が「何故この時期に発病せざるをえなかったのか」という命題がある。

3　身体への関心の対象は主に頭痛をはじめとする痛み、疲労、だるさ、痒みの伴う湿疹などの皮膚疾患・無痒ゆえに慢性化しやすい爪白癬や足底の角化、円形脱毛症、便通、睡眠の質、眼球上転など無数にある。これらは身体からの警告でもある。なかでも易疲労感、不眠、眠気が大切であろう。一般に眠気は薬物の副作用と見なされがちだが、変薬しなくても強い眠気が突出することがある。私は「薬のせいもあるかもしれないけれど、それは身体が休むか寝ることを要求しているのだろうと思う」と話して、許される場にいるなら時間帯にかまわず寝て休んで下さいと勧めることにしている。日常の診察で話し合っていれば受け入れてもらえる事柄である。外来に、「何故か分からないけど一日中眠くて食事以外の時間を寝て過ごす日がある」と言う患者（就労・就学者にかぎらず家庭療養者にも）が少なくない。いくら寝ても眠れると言う。十日から二週間に一度の頻度で起こり、通常は回復につれて減る。俗にまとめ寝はできないと言われるが、彼らはまさにまとめて寝ることで疲れをとっているかのようである。

4

神経症者やうつ病と異なり、分裂病者に急性期の事態を「病気」と伝えれば、治療者は患者の猛烈な反発と不信をかうだろう。分裂病者が回復のどの段階にいても「病気」の一言で片づけることは彼らを傷つけることになる。彼らは自分が巻き込まれ、無理に無理を重ね、彷徨し、苦悩の塊となっていたことを病気のためだったと認めるとしたら、己の存在そのものを危うくさせるほどの徒労感と無力感、自責感を生むだろう。自殺などの破局を準備する状態を作ることになりかねない。

一般に患者に病気と断定的に伝えるのは非治療的言辞である。逆に己を病気と断定する患者は「病識」があるためではない。窮地からの脱出を断念し、捨て鉢で卑屈な心理が働いているケースが実は大半である。「あなたのどこが病気ですか？」「これだけのことがあったのだから、今の事態は無理からぬことだと思う。それを病気と決めつけられるのはどんなものか」と私なら話す。いずれにしても患者の入院の説得には、私は窮屈な気分や不眠、身体症状をとりあげ、せいぜい「いまのあなたを病気と決めてかかることはどうかと思うが、とても健康な状態とは思えない。しばらくの間よく寝て頭を休めよう。身体の疲れをとって十分寝た頭で、必要ならもう一度考えよう」と提案する。彼らは病気と認めないまでも健康でない感じや非尋常感まで否定しないのが普通である。ここでようやく疲労を認める患者もいる。

5　治療歴の中で治療者と一度でも良好な関係をもったことのある患者は、仮に再発入院しても人好きがして疎通性が良く、看護や治療スタッフに好かれる傾向にある。どこかしらに柔らかさと表情の良さが見られる。たとえ急性期にあってもその一端がうかがえる。

6　それには物を作り上げたり、物事を成し遂げた喜びや成就感を患者が持てる個別の作業メニューが大切だと考えるが、現状はその条件を満たす作業は少ないばかりでなく人手が不足している。一世代前は作業にノルマが課せられたり、作業に参加しない患者が他患やスタッフのスケープゴートにされるという作業療法の副作用が無視できなかった。

7　急速鎮静や「陽性症状」の消失を目的とする電撃療法と「陰性症状」を改善するために賦活剤や抗うつ剤を使う治療法で回復過程を早めることは不可能である。一見、回復が早まったように見えても長いタイムスパンのもとでの観察では、結局のところ回復を遅らせるばかりか、病像を歪ませる。自殺の危険も高い。目下のところ私には受け入れがたいことである。

8　彼らは、社会の辺縁にいて医療機関が見放したり、「性格が悪い」と言われて病院を追われ、厳しい扱いを受けて精神科医療に不信感を持つ患者たちと根気よく接して再び医療につなげた。確かに患者には医療関係者の不興をかう者もいた上、時に周辺の人たちとトラブルを起こしたが、彼らは患者の良い面に視点を当てて評価した。患者の低められた自己評価と自尊心の回復を図り、関係者の了解をとって住居や公的な経済的援助も確保した。患者は不定期ながら通院してくる。

第四章

寛解前期の慢性化を少なくする治療について

――「残遺型分裂病」「陰性症状」と関連して――

一　はじめに

最近の精神科治療では、分裂病の急性期は一～二世代前の治療を受けた患者と違って、薬物療法とアプローチの技法の向上により鎮静化が円滑にいくようになり、これを無事に通過する患者が増えてきている。しかしその一方で、臨界期の有無を問わず、寛解前期に端を発する患者の慢性化率は減っていないと経験する。寛解前期で慢性化し、陰性症状を主症状として長期に経過している患者が院内に多数認められている。彼らはいわゆる「残遺型分裂病」者である。中井久夫によれば、分裂病は寛解過程においてどの段階からも慢性化するという。確かに患者はあらゆる段階で不安定に慢性化している。なかでも寛解前期に慢性化が始まったと思われる患者の割合が圧倒的に高いのは、寛解前期の治療困難性を如実に示す証明となろう。その慢性病像は病初期に受けた治療や入院した病院によって異なる。複雑にこじれた病像を示すケースも珍しくない。「陰性症状」様の症状が目立つ回復初期に、治療者から十分な休養と安息が支持されず、強引な働きかけを受けた患者は無理にでも就労や就学にこだわり焦る傾向があった。それはこじれた病像のケースと異なる形で回復の妨げになり、仕切り直しが必要であった。

山口直彦は、「残遺型分裂病とは、分裂病の経過の中で急性期を過ぎたあと陰性症状が支配的になった状態をいう。……非可逆的な固定状態ではなく、……過渡的な不安定な状態と考えたい。……」という。[注1]つまり残遺型分裂病は分裂病の特殊な一亜型ではなく、一病態と見なしてよいのであろう。

本稿は寛解前期に慢性化し、可逆的とはいえ固定状態に近い「残遺型分裂病」者が多い理由を考察し、患者が寛解前期に留まることなく、慢性化を少なくするであろう治療について検討してみたい。

二　陰性症状について

分裂病の「陰性症状」とは、どのような症状を意味するのか、ここで再確認する必要があるだろう。「新版精神医学事典」（弘文堂）を参考にすると、現象記述的には無感情、感情の平板化、思考と動きの緩慢、寡動、意欲欠如、会話の貧困、社会的ひきこもりなどと定義しているが、[注2]これを症状と見るか、病態と見るか、または同義という意見があるだろう。[注3]

陰性症状は非妄想型分裂病者を中心として、急性期が過ぎた寛解前期の初期にほとんど発現し、普遍的に認められている。おそらく急性期と裏表の関係にあるか、対をなす病態と考えることも可能であろう。寛解過程において回復が順調ならば急性期と同様に一過性に通過する病態と経験する。また、陰性症状はそれを主訴に外来受診する患者や退院した寛解後期の患者にも認められるが、前者はそれに前駆する「無理」「焦慮」「一念発起」の時期後の症状であったり、後者は寛解前期の後遺症と思われるケースが多い。ところが、このようなケースや長期慢性患者と違い、初発や病歴の短い患者に見られる陰性症状期は一過性である。たとえ、それが年余にわたる場合があっても病の全体の経過期間と比べてみれば、長すぎる期間と言えないだろう。この時期に患者がむやみに長く停滞したり、慢性化しない治療技法がわれわれの課題となるのである。

いずれにしても、陰性症状は治療者側が社会的規範や価値観、倫理観、治療観などに則して排除したがる症状である。[注4]「ゴロゴロ寝てばかりいるのは良くない」「朝は起床時間に起きて食事し、昼間は身体を動かすべきである」「『他患と交流なし。自室にこもる』ようでは困る」という考え方が支配的である。しかし過度にやっかいな病的症状とみなすのはどうかと思う。急性期を終えた患者にとって「陰性症状」は外的刺激を遮断する保護的なものである。無表情、感情の平板化、……etcは患者の安全を保障し、身を縮めて引きこもることが脅威・危機を回避するために有効な方法であると考えれば、陰性症状は一時的にとらざるをえない「生の戦略」であって、生物学的に副交感神経優位の「屈服の状態」である。[注5]これは分裂病の予後を悲観させるものでは決してなく、実に保護的な病態なのである。活動的な若い先生たちは熱意のあまり陰性症状に対して、陽性症状とニュアンスの異なった強いマイナスイメージを持つ傾向があるが、再考してみる価値があろう。かれらの戦略を成功させるために、われわれはそれを支持しながらアプローチしなくてはいけない。そのうちに患者は密かに試行錯誤的に対人関係や社会的行動にチャレンジするようになる。表情や感情、言語、表現もその人なりに変化し、豊かになる時期が来る。治療者はその時のために患者の杖になる心準備をしておくことが大切である。

ふつう初発や病歴の短い患者の場合、陰性症状が前景に見られる時期の持続期間は一様でなく、個々の患者に固有な期間が必要である。私は短くても半年を一応の目安にしているが、年余にわたるケースもまれでない。期間の長さは重症度を意味しない。また、この時期を短縮する努力は、どうやっても圧力的になる危険性があり、患者の自然治癒力の発動を阻害して後々の経過や予後に良い影響を与えないだろうと私は恐れる。

この十数年間、精神医療で分裂病に使う抗精神病薬に画期的な開発が見られない反面[注6]（製造中止になった良薬が少なくない！）、薬の使い方のノウハウは飛躍的に進歩した。陽性症状は(一時的には)比較的容易に消退し、残存することも少なくなった。陰性症状の改善が治療目標のひとつになったのは、慢性分裂病者にも急性患者と同等の治療努力が注がれるほどに精神科治療の平均的なレベルが向上した証拠であれば喜ばしいことである。果たして現実はどうだろうか。[注7]

三　寛解前期の患者像

急性期をあえて表現すれば、[注8] 徴候の充満、過剰な入力、断片的な観念の乱舞、世界の逆転、蓄積した体験の意味喪失と新たな意味づけ努力などで、頭は騒々しく堂々めぐりと空転を繰り返し、オーバーヒートした状態であろう。フル回転した頭と身体が鎮静した後に残るのは消耗と虚脱であり、ここで臨界期を経て寛解前期に入る。それは、中井久夫のいう索漠感、孤独感を伴う茫洋としてよるべない感覚、あるいは何かしら大切なものを失った感覚に近似の状態と推測することが可能である。感情の表出や言葉は極端に減る。意欲は当然低下する。もしこの状態下で意欲めいたものが認められるとしたら、患者はまだ急性期にいると考えてよい。治療者の支持があれば、患者は気兼ねなく昼夜にわたってひたすら寝る。寝ることで消耗と虚脱、孤独が癒されるのであろうか。患者が寝ている姿は棒のようであり、寝返りを打つことが少なく、睡眠には安楽感がない――それでも「寝るのが一番楽なんです」と患者は言う。この時期に過眠する患者はそうでない患者よりはるかに離脱のコースに入りやすいと経験している――。食事は遅く、しばしば残すか、食べないことがある。動作は鈍く、歩く姿勢はロボットのようであったり、リズム感が全くない。表情は鋳型にはめられたかのように動かない（面接場面では必ずしも無表情ではなく微妙に変わる）。患者にとって歯磨き・洗面・下着や衣類の着替えなどは意識に上らないか、些末な事柄である。むしろ身体に馴染んだ衣類を着続けて、布団カバーやシーツの汚れはどうでもよいことになる。身体につける物を変えないことが自身の安全を保障するかのように見える。入浴は看護の誘いでようやくするか、無理強いしなければ入浴しないこともある。行動はおしなべて受動的である。面会があっても会話はほとんどなく、家族が持ち込んだジュースや食べ物がなくなると面会はそこで終了して、患者は自室に戻る。こうした患者の態度のあっけなさに家族の失望を生むことがある。患者は家族の面会を心待ちにして喜んでいるのに、喜びを表現できないのである（治療者が家族にあらかじめ説明しておく必要がある。家族の失望が後の協力や志気にかかわってくるためである）。

この状態は一部を除いて薬物の副作用によるのではない[注9]。歴史的に薬物の無かった時代の患者にも認められている。現在患者はほぼ例外なく薬物療法下にあり、むしろ薬物は上記の状態をより鮮明にしている可能性がある。しかし、治療者がこの状態像の原因を薬物に求めれば（特に薬物療法が隆盛の最近の傾向である）、大局的に見て治療を誤るかもしれない——例えばここで減薬するなら、それまでの治療努力と時間が無に帰すことさえあると思う——。寛解過程論を引用するまでもなく患者と縦断的に関わっている治療者にとって自明のことである[注10]。

分裂病者は医療と闘争しなければ徐々に急性症状が消退し[注11]、臨界期を経て寛解前期に入ると、患者の精神病水準の不安が次第に弱まり、自分の将来と現実的色彩を帯びた不安に移行しはじめる。彼らは両親（子ども）、家族、会社、学校などの具体的対象を心配し、時にはそれらがないまぜになって、焦りにまかせた退院要求をすることもある。その後次第に幻覚や妄想様色調の残滓を伴いながら「陰性症状」が支配的になる。[注12] 今日まで私はそれが急性期後の当然の状態であって、寛解過程における病的な状態像と考えていない。急性期という特殊な状況を通り抜けた後に、「陰性症状」を主とする状態が来て当然であると考えている。[注13]

私は、患者のこの状態を歓迎する。急性期が終わりを告げ、頭と身体が休息期に入った状態と見なす。通常、患者は寛解過程において臨界期を経てこの時期を通過する。治療的に見て急性期が最初の関門であり、次いで、「無為」「自閉」「陰性症状」が前景に出る寛解前期が第二の関門となる。この期にあって患者が一人でいるときに一種の余裕感や安堵感を感じはじめるのは、寛解前期の後半になってからのことであろう。

以上は寛解前期のおおまかな病態記述と私見である。この期の治療の機微やコツは後述する。

四　陰性症状を改善する治療努力の落とし穴

陰性症状が前景にある寛解前期の患者の治療において最も重要なことは、絶えることのない関与と支持と、「待つ」ことである。しかし、初学者に限らず、ヴェテラン医師でもこの時期の治療を苦手にする人が珍しくない。前者はこの期の状態像に困惑し、後者は「廃人」「荒廃」をイメージして焦る。勤勉を美徳として育ってきた先生たちが特に強く感じるようである。「このままでは患者はダメになる」「寝たきりになってしまう」「怠け者になってしまう」という恐れを抱いた。神田橋條治らの「自閉のすすめ」は医師のための安定剤にならなかった。

今日の精神医療は多岐にわたった関連学問の発展によって、知見が豊富になり洗練されてきた。精神生理学・生物学・薬理学、精神病理学・社会精神医学・表現病理学などなど、百花繚乱の観がある。社会が患者を受け入れる施設やデイケア、地域作業所の活動もめざましい。精神医学は研究所レベルから草の根レベルまで幅広く厚い。治療面では認知療法や行動療法、集団療法その他が研究・導入されている。しかし、精神医療の方法論全体の華やかさにもかかわらず、分裂病の治療、とりわけ寛解前期において基本となる治療法やアプローチの技法が発展していないのか、発展しつつあるのに広く知られていないのか、あるいは地道さが要求されるために実践されていないためなのか、いかんせん遅れている感がある。論文にしづらいという事情があるかもしれない。

(このごろは数世代前がそうであったように、分裂病者の発病から寛解まで長期に携わった経験のない人が精神科の指導者になる時代である。学生や初学者たちが分裂病者に対して血のかよった治療法を教わらない不幸がないように願うのみである)。

ともあれ、分裂病者の寛解前期のアプローチの技法と治療目標がマチマチで、いまだに治療的定式がないかのような印象がある。この時期の治療として、半ば強制を伴う作業療法が行われたことはまだ耳に新しいし、いまでも急性期の患者を除いて、連日作業が行われている病院があると聞く。[注14]飴やタバコで釣って患者に作業させた病院はまだ良心的な方であった。現在四十~五十歳代以上の分裂病者は一度は強制的作業を経験していることであろう。患者に運動をさせたり、日常的に病棟の役割（配膳、下膳、ゴミ捨て、掃除―自室・ロビー・トイレ・洗面所など数え上げたら二十を超す）をさせる病院もある。[注15] 無為・自閉を防ぐという治療の大義がそれらを正当化しているのである。易傷性が高い寛解前期に受けた強制や圧力は、後々の患者の経過と予後に大きな影響を与えると前章でも述べた。強制のないレクリエーションについても同じことが言えよう。実際、皮肉なことに活動性や積極性を高めるという本来の治療目標に反して、患者の活動性や自発性の低下をもたらし慢性化させる一因となったと私は考える。この時期は治療者が無理にでも患者を動かして、無為な状態になるのを防ぐという誘惑に駆られやすく、そこに治療上の落とし穴（陥穽）があった。治療努力がそもそもの意図に反して裏目に出たのである。活動への働きかけは回復しつつある身体の自己所属感や一体感、芽吹きはじめた健康な側面を摘み取り、患者を萎えさせ硬化させることになると考えておいてよいと私は思う。また、この時期に患者の病理を深く探ろうとか、急性状態になった経緯を詳しく知ろうという試みも同じであろう。侵襲度が高いうえにせっかく癒えかかった傷口を開かせる危うさがあると思う。このような意見には異論が少なくないだろう。私の主張は患者の無為・自閉化を促進する治療だと言う先生たちもいると推測される。しかし、私的な経験ではそのような患者はいなかったと付言しておく。

　二節でも触れたが、作業療法が悪いというのではなく個々の患者の回復段階を考慮しないで集団として扱う運用の仕方に問題があると思う。われわれは患者に圧力になりそうな事柄はしなかった。かつては病棟で軽作業をしていた時期があったが、私の担当患者は個々の回復段階を考慮に入れて参加患者を選んだ。「この方は疲れやすくて、まだ作業に向かないと思うのでメンバーから外して下さい」とダイレクトに指示することもあった。看護課が患者をレクやスポーツに誘うとき、担当医はメンバーをチェックした。分裂病に関する理論に裏付けられた治療的実践の少なかった時代に駆け出しの精神科医になった私は、先輩医師がやっていた「患者の厭がることはしない」「取り返しがつかないことはしない」という治療上のポリシーをモットーにし、治療の技法が未熟で経験の浅い新人時代は、せめて患者に害になりそうなことは避けた。

五　寛解前期の治療の逆説性と治療指針

これまでに長期に寛解前期にいながら回復が停滞した慢性患者の治療について多面的なアプローチの仕方と診察内容を折に触れて何度か書いたが、本章ではメリハリのはっきりした新鮮患者を念頭に置いて、寛解前期の「陰性症状」に関する私的経験を述べてきた。ここで主題の治療について触れたいと思う。すでに五年、十年と経過している寛解前期の慢性患者も新鮮患者と基本的になんら変わることはない。

通常、この時期の患者は生き生きとした様子が見られず、精彩がなく見栄えがしない。自室にこもって寝てばかりいるか、ロビーに出てきてもわずかな時間である。テレビを見る患者はほとんどいない。少人数の看護スタッフの関心は彼らよりも重症者や不穏者に向きがちで、せいぜいが食事の摂取状態や便通の有無、ぎこちない歩き方による転倒に注意を払う。他は入浴と着替え、洗面や髭剃りを勧める程度に留まる。スタッフを悩ます執拗な訴えはまずない。患者は概ね受動的な態度で感情表出は乏しく、自発的に語りかけてくることもあまりない。誰が見ても働きかけは無理と判断されるので、看護スタッフからの患者への指示・指導は最小限ですみ、自閉が保証されている点で治療的に特異な時期である。だが、それもある期間を過ぎると様々な治療圧力が患者にかかるようになる。先に述べた治療者の不安と焦燥が原因である。それは決して良質な回復をもたらさない。私の考え方は次のようなことである。

寛解前期の治療の特徴は、患者の前記の状態を無理に変えようとしないことにあると思う。薬物療法にしろ、精神療法にしろ、強い働きかけをしないことが重要である。何もしないでいいと言うのではない。まず常識的だが、面接の曜日と大まかな時間を決めて約束を守ることで治療者に馴れてもらい、信用される存在になることが肝要だろう。インテンシブな面接は避けるべきで、むしろ浅くてかまわない。タイミングを見て治療者との散歩面接は治療的であろう。その方針のもとで私は過眠と横臥を努めて支持する。「あれだけのことがあったのだから、いまは一日中寝ていてもいいんですよ」「寝るのが仕事です」と伝える。「良くなるための通過点です。いつまでも続くことはありませんよ」と話すこともある。病的体験が残っている患者には、[注16]「あれはこのごろどう？」「前よりマシ？」とそっと水を向ける程度である。お互いにそれが話題にする程のことでないような感覚をどこかで感じている。集中困難や忘れやすさ、易疲労性を本音の声で慰労したり、時に髭剃り・

爪のカット・耳垢取りなどをする。徐々に増える体重も話題になる。面接は患者のテンポに合わせていれば間違いがないだろう。そのうち気付いてみれば患者に軽快さが見られるようになる。やがて全身にゆったりした感じが滲み出てきて、退屈感を訴える時期が来る。適度な作業やレクが気分転換になるのはそれ以降である。[注17]

こうした関与をしながら補給を絶やさず、「待つ」ことに寛解前期の治療指針があると思う。次に寛解前期の患者に対する看護指導者へのお願いをあえていくつかあげる。

①起床時間を緩やかにして無理に起こさない
②清潔を重んじるための、洗面・歯磨きなどを無理強いしない
③患者が食事時間に少々遅れても本人の食卓を片づけない。食事を急かさない
④終日布団を敷いておくことを禁じない（朝、一旦は布団を片づけることに反対しない。本人が望むならいつでも布団を敷いて休める保証が大切なのである）
⑤食後の朝寝・昼寝を認める
⑥患者がもっとも苦手とする包布交換は職員がやるか、患者とペアーを組んでする
⑦日常の病棟・病室管理のための廊下やロビー、トイレの清掃や食卓の片づけ・拭き掃除に患者を使わない。部屋の清掃に強迫的にならないこと――部屋の乱雑さや汚れに神経質にならないこと
⑧入浴を急かさない。強いない、だが、看護者の介助のもとで週に一回の入浴は勧めたい
⑨患者への声かけと冗談（しばしば毒がある）は、ほどほどに

⑩マイクを使うときはボリュームと声のトーンに留意する
⑪作業療法はひとまず禁忌としたい
⑫その他――本文を参照のこと

六　さいごに

われわれは、治療的に一時的な見かけ上の回復を求めるのは止めようではないか。長期のタイムスパンで患者の回復を考えるべきである。病棟の患者を概観すると、寛解前期で停滞している「残遺型分裂病」者がなんと多いことか。患者の「陰性症状」の改善を目的とする強引な働きかけは一時の成功でしかなかった。現に失敗して自発性や柔軟な思考に欠ける萎縮した硬い慢性患者が生まれた。われわれはその経験から学ぶべきだと思う。いわゆる「欠陥」「荒廃」と呼ばれるような病態の患者は、これからの精神科医療に存在しないようにしたいものである。

寛解前期の治療は、一見遠回りに見えても、定期的で焦らない日常精神療法による関与と補給を続け、支持しつつ「待つ」ことが大切であると何度でも主張したい。そうすることで自然治癒力の発動を促し、柔らかく回復がすすんだと思われる症例が新鮮例に限らず、慢性患者にも少なからずいる。本稿は私的な経験の報告と提言である。第三章の六節も参照にされたい。

《注》

1 内外に数多くの論文があるが、山口直彦の最近の小論文「残遺型分裂病」（精神科治療学第十巻臨時特大号『精神科治療ガイドライン』）が治療学的に見てもっとも実状に近く、的を射ていると思う。

2 この定義に異論はないだろう。だが、昨今の精神医療の治療水準の底上げが陽性症状より陰性症状に過敏で、その改善を性急にさせている感があると指摘しておきたい。

3 どちらでもよいことかもしれないが、寛解過程論に拠って入院分裂病者を治療の対象にする私は、陰性症状を「症状」としてではなく「病態」として見ると断っておく。

4 患者が退院すると治療スタッフのみならず、精神科関係者は定職に就いたことがない患者や学生患者、時には諸々の条件に恵まれない単身患者にさえも就労・就学・復学をはじめ、いわゆる社会復帰を急がせる傾向がある。患者が持っている能力以上のことを求めることもある。患者のゴロゴロ・ブラブラ状態を支持し、容認することが実のところ陰性症状から抜け出す近道なのだが……。

5 これには精神療法との併用が大切であると考える。しかし、力まかせに幻覚・妄想を消失させるための電撃療法は一過性に有効ではあっても、症状は再燃しがちである。電撃をしない医師のやみくもな批判ではなく、実際治療の上で散々苦労させられた。ある初発の破瓜型患者は幻聴の消失をターゲットにされた電撃を受けた。彼は見当識障害が長い間認められたうえ、幻聴が続いている。患者は体験に空白ができたためであろうか、困惑感が強くて精神療法が沁みとおり難い印象がある。繰り返し付言しておきたい。

6　非定型薬が出たではないかといわれそうである。しかし、今の我が国の精神医療はそれらの出現で狂騒的な状況にあり、評価が過度に良すぎると思う。欧米では十分な使用期間があり評価が定まっているかのようである。多数の薬理学的根拠も提示されているが、私は狂騒的事態が収束してから評価したい。むしろこれで分裂病が良くなる、陰性症状が改善されるという幻想を恐れる。個人的経験では、主治医の処方としての使用は数例ある。研修医から引き継いだ入院患者はほとんどがSSRIを投与されていたが、これは乱用であった。安定した外来患者についても、従来薬と有意な差がないというのが今のところの印象である。

7　生体が「攻撃の構え」をとらずに「屈服の構え」をとるために、事態は修復的な方向に流れるのであろうし、そこに自然治癒力が生まれる素地ができるのだろう。

話の次元は違うけれども、同様なことは分裂病者の攻撃性についても言えると思う。分裂病者は存在に関わる未曾有の窮地にあっても世間に対して攻撃に転じることはごく少なく、その分家族（特に母親）に向くことが多い。反社会的事件を起こした分裂病者がいないわけではない。それにはよほどの事情があったに違いないと私は思う。治療過程の中でのボタンの掛け違いが患者に強い攻撃性を作り上げたり、治療者が患者のdignityを犯すか、あるいは治療者が患者の妄想を強化し敵対したケースに不幸な事件が起こるのではないかと考える。

分裂病者は本来的に攻撃性がないか、あっても少ない人たちである。攻撃的で困るという分裂病者には、生育歴や治療歴、現在の治療関係をもう一度洗いなおす必要があるだろう。腕力に頼った荒い治療を受けてこなかったか、はたして今は大丈夫か？

8　微妙な急性期に関する描写は中井久夫の「奇妙な静けさとざわめきとひしめき—臨床的発病に直接先駆する一時期について—」(中井久夫編：分裂病の精神病理八。東京大学出版会、東京、一九七九）に詳しい。一読を薦める。

9　急性期から臨界期にかけて見られる症状が寛解前期にも継続する場合が多くある。中でも例えば、起立性めまい・構音障害・舌のもつれ・霧視・視調節障害・歩行異常などがある。副作用症状の突発として、しばしば見られる流涎や嚥下障害は臨界期症状であることが珍しくない。これらの症状は程度によるが患者に説明し、了解を得るように努めるが、陰性症状ではないのでここでは詳しく述べない。

10　薬物の種類と量を変えなくても患者は次の回復段階に移行していく。薬物を使用できない場合でも患者が治療者を信用して治療を受け入れれば、服薬時と同様に副交感神経系優位の「屈服の状態」、すなわち陰性症状が主となる状態に入る。

11　患者が急性期にいる時、治療スタッフの穏やかで柔らかい態度は先々まで、基本的に医療と人間を信頼させる大きな要因になるであろう。通じる言葉で受容的に接することが肝要なのである。ここで対応に失敗すると患者は治療スタッフやクスリと闘うこともある。その間は治療の軌道に乗り遅れず、大量の薬物が必要になる。また、いつまでも急性症状が残るケースは診断や薬物、あるいはアプローチの点で治療者がどこかで見当違いをしているかもしれないと考えてみるべきであろう。

12　急性期から寛解前期に病的症状の基底にある不安や恐怖を汲むことなく、症状に焦点を当てすぎた治療はやがてしっぺ返しを受けるだろう。後に強固な陰性症状が持続することにもなる。

13　陰性症状が軽ければ、それにこしたことはない。但し、私の印象では陰性症状の軽い患者は生活臨床でいう能動型に多いようである。受動型の患者に比して能動型の破綻者や再発者が優位に多いと感じていた。そのため私の分裂病治療の若い頃からの治療目標のひとつは、能動型を受動型に変えることにあった。能動型患者に対して意図的にある期間は、増薬や言語的指示で陰性症状様の状態を経験してもらうことにしていた。病から回復するためには思考や動きのゆっくりさ、過眠などが必要であると伝えて患者に薦めた。

一方、強力な薬物や電撃による急速鎮静は患者の陰性症状を重くする可能性が否定できないので、徹底した支持を必要とすると思う。一般に急速鎮静は分裂病者を強く困惑させる。患者は自分が置かれている状況の把握と認知に残されたエネルギーを注ぐ。従って患者が置かれている状態を段階論的に伝えることは無駄ではなく、回復段階を知ってもらうのは治療者の役目である。「病気なのだから知らせる必要はない。話しても分からないだろう」というのは病者の立場を知らない者の的はずれの意見である。

14　そこでは起床時間になると布団は押入に入れられ、鍵がかけられる。患者は日中は布団に入って寝たり、横になることが許されないのである。仕方なく畳に横臥している患者は、看護者が巡視にくると目敏く起きて正座する。自室でおちおち横にもなれない療養は回復を妨げる。横臥や昼寝が許されない入院生活は治療に値しないと思う。

15　ある病院では部屋毎に交代で一週間単位の役割が課せられていた。二つ、三つの役割が重なることも珍しくなかった。役割から解放されるのは月に一週間だけであり、患者は次週に課せられる役割を先取りして非常に負担に感じていた。面接で時折話題にした。私は申し訳ないと謝罪する立場でしかなかった。病院には院内寛解している患者が多く、その人たちが中心になってやっていたのだけれども、寛解前期の患者も手伝わされることがなかったわけでなく、手伝わないと他患に非難されることもあった。

　患者が使う共同部分くらいは患者が清掃すべきだという意見があるが、精神病者も休養のために入院しているのだから職員がすべきである。精神病院も一般科の病院と同様でありたい。そのための人員を確保して欲しい。患者を使わない姿勢を確立することが重要である。経営者に是非お願いしたい。私が一時期勤めた北海道の病院は新築を機に鉄格子を使わず、窓はすべて強化プラスチックにして部屋はベッドに変えた。土地柄のせいか、外部から作業に適する軽い仕事が依頼されることはなかった。清掃は専門の会社と契約し、清掃員が派遣されてきて院内を掃除した。アンダースタッフながら患者は役割からも解放され、農作業に慣れている患者が春先と収穫期の農作業を手伝う程度であった。

16　病的体験の消失が寛解前期を同定する必要条件ではない。病的体験があっても寛解前期に移行する患者が少なくない。

17　よほど病歴が長い患者を除けば、作業やレク、運動はいわゆるリハビリが目的ではないと私は考えている。患者の気分転換になれば、それで十分である。

第五章
病的体験の聞き方をめぐって

一　はじめに

　これまで私は、分裂病者に病的体験を聞きすぎることは必ずしも治療的でなく、ときに回復を阻害することがあると注意を促した。しかし、積極的な発言はしなかった。それは病的体験を無視したり、重視しなかったためではない。病的体験をたわごとと思わないし、聞いて詮ないこととか触れてはならないものとも思わない。精神科医を自負する医師の中に、患者が語る体験を謹聴しない人間がいるはずもないだろう。中安信夫らが言うまでもなく、われわれは分裂病者、なかでも破瓜型分裂病者の発言には、思わず居住まいを正させられるほどの切迫感や緊迫感を受けることがある。それは人間存在の条件、あり方、すなわち人間そのものを問い、治療者の内奥を揺さぶり、畏れさえ感じさせる。私は患者が何を伝えたいのか、彼らの話を尊重して傾聴したつもりである。けれども、そこから病的体験をあえて析出したり、面接で話題の核にすることはしなかった。

ある先生から忠告を受けた。私の「覚書」シリーズでの一連の主張を読むと、病的体験は聞かなくても良いと思ってしまう若い医師が出てくる。治療は症状を正確に把握しておくことから始まるのだから、そこははっきり書いて欲しいとのことであった。もっともなご指摘であった。先生には研究会の場で、ケースの縦断的な治療過程のなかで体験を軽んじていない実状をご理解いただいた。しかし、実際のところ私は病的体験を聞く必要がないとか、聞いてはいけないとは書いていない。ケースによっては聞きすぎや体験の過剰な重視が二次性に、時に医原性に体験を残遺・凝結させて柔らかい回復の障害となる場合があると述べたのである。

本章では、病的体験の聞き方について私なりの考えを述べてみたい。

二 「病的体験」（分裂病症状）をどう考えるか、どう対応したらよいか？

一般に、精神科医療において治療者は患者との接点を病的体験（分裂病症状）に求め、日常精神療法のなかでも話題にしてきた。日常世界ではありえない現象を患者が語るのであるから、そこに分裂病を解くカギがあると考えて当然であろう。精神医学は体験を特異化し、「症状」を個別に重視してきた。積極的に体験に焦点を当て、無数にある体験を記載し、体験構造の分析・解釈をすすめた。それは分裂病の理解と診断の criteria の確立に寄与してきた。しかし、病的体験自体は分裂病という病を表現するひとつの形態であって、それが病の全てではなく氷山の一角にすぎない。体験を重視すればするほど、われわれは分裂病の一側面しか診ないことになるだろう。また、ある程度以上に分裂病症状を細分化するのは、色彩のスペクトラムを無限に分割するに等しいことである。「木を見て森を見ない」という事態が起きてくる。このごろのパソコンは一六七七万色を表示するが、数年前まで二五六色で精一杯だった。だが、体感上はそれほどの違いはないのである。分裂病を治療するうえで分裂病症状の specification はさし当たり現状で十分だろうと私は思う。一昔前は体験に拘泥するあまり、治療が後回しになることが珍しくなかった。昨今は患者がすでに顕在発病しているのに、その時点で操作的診断基準を満たしていないため初期診断や治療が遅れる危険がないわけではない。

さて、「病的体験」を分裂病に特異的な症状とみるか、非特異的症状と見るか、大きく分ければ二つの異なる立場がある。両者の相違は分裂病者に対する治療的アプローチの技法において顕著に認められているが、前者の立場は体験を重視し、体験を詳細に聞きだす治療法とセットになっていることが多いようである。そのような治療を徹底する場合は次の点に留意する必要があるだろう。

(1)体験にこだわるあまり本来の治療がおろそかになることがないといえない

(2)妄想を強固にしたり、中立的であるはずの治療者が妄想に取り込まれることもある。症状を固定化させるかもしれない

(3)身体に関心や注意が払われなくなる
(4)ときには、こころと身体がほぐれない硬い患者になる
(5)関心の幅が狭くなり、話題が展開しにくくなる。それは患者の生き方を窮屈にする
(6)患者を過度に知性化、内省させる。これは患者のこころを豊かに膨らまさない
(7)意図に反し結果として治療者の哲学を押しつけることになるケースがある
(8)症状が消えても回復の段階がすすまないことがある
(9)体験を聞かれすぎてこじれたり、難治化したと思われるケースがあるが、こういうケースは体験を聞かれた後の手当がされていない
(10)正面突破は得るものより失うものが大きい。激しく消耗させて再起困難にさせることがある
(11)患者の頭の棚に整理されていた事柄まで引っぱり出し、病像をいっそう複雑にする。再統合するとき高度な治療技法が必要になる。腕に自信のある治療者のケースに見られる
(12)患者が治療者の私物になったり、特別患者になることがある
(13)一見、見栄えがしない、変化の少ない慢性患者の治療がおろそかになる
(14)体験が消褪したときの退路を忘れがちである
(15)たしかに体験を面接の主題にする必要がある患者はいるが、その場合でも生活感のある話題や身体の話題を織りまぜたい。〝三　体験の聞き方など（私の場合）〟を参照のこと
(16)その他、本文に記す

「病的体験」を非特異的現象とみなす立場では、たとえば分裂病の急性状態に幻覚や妄想をはじめ、どのような病的体験が出現しても不思議なことではないと考える。「幻覚や妄想の発現は既に回復の始まりである」とはフロイトの言であると聞く。かりに幻覚や妄想気分、妄想が発現しなければ、患者は分裂病という混沌とした事態を傷少なく乗り越えられるか、再び無事に統合されるかどうか疑わしい。その意味で体験そのものが急場をしのぎ、人格の解体を防ぐための保護的な機構の発動と考えることができる。

患者が語る症状を聞き、その時点で患者が症状をどう考え、ほんとうは何を悩んでいるのか、何が辛いのかを判断する。良質な睡眠や疲労がとれれば消失するであろう症状については、「まず、よく寝よう」と勧める。長期に患者が苦痛を感じていたことでも十分な睡眠と休養で問題性が解消することはしばしば認められる現象である。それをわざわざ、治療者が問題として取り上げるのは愚の骨頂であろう。自然解消するものはそれでよいのであって、残った問題を話し合うことが重要なのである。私の「病的体験」に対する治療スタンスである。

症例X：三十代はじめの女性、おそらく破瓜型分裂病

患者は、「私の父親はほかにいる。この人は本当の父親じゃない」と興奮状態で父親に付き添われて来院した。三十代に他の病院に入院歴があるが当院は初めてであった。患者は父親を否認し攻撃

したが、私は患者の言い分を聞きながら、父親のことは否定も肯定もしなかった。妄想様言辞は患者の状態の主題でないことが感じられた。焦燥感と疲労と不眠が認められた。「お疲れのようだから入院してゆっくり休んで、とにかくよく寝よう。食事のとき以外は一日中寝ていてかまわない」と話し、患者は入院と指示を受け入れた。妄想（的色調）は速やかに消えた。あるとき、「お父さんのこと、どうしてそう思えたのかな」と訊ねると、「自分でもわからないんです。あのときは何故かそう思えたんです」と答えた。父親が少々強引にでも患者を入院させるために病院に連れていこうとしたことが、実の親でないからだと思いつかせたと単純に解釈できないことはないが、ひとまずおく。しかし、かりに入院初期から患者の言動に焦点をおき話題を合わせていたら、治療の展開が変わっていたかもしれない。同じだったと誰がいえよう。

患者が急性期にヒトや世界に「自分のことがすべて知られている」「わかられている」と言うのは、コンラートのアポフェニー概念で説明されるが、分裂病者の心的基底は誰にもわかってもらえない孤独感・孤立感・安全保障感の欠如が症状に拍車をかけているのではないか。われわれは病的体験の裏に隠されている心情に関心を寄せて、支持することが大切なのだろう。薬物療法によって病的体験が消え、それだけで安定する一群の分裂病者が外来にいる。彼らの大半は睡眠の確保で安定することに注目すべきであるが、入院治療を必要とする患者は治療者の支持と共感がなければ回復の程度は浅く、体験が「消失すればすべて良し」ではないと私は思う。

破瓜型分裂病者の治療におけるある種のむずかしさは、「一級症状」と言われるような華々しい病的体験が乏しいためかもしれない。彼らへのアプローチの手札が治療者側に少ないこともあるだろう。そのため無理にでも体験が治療の中心に据えられる場合があるかもしれない。

三　体験の聞き方など（私の場合）

ときに、あるいは、しばしば耳を傾けて体験を整理し、対処する必要が生じる。幻聴に脅かされているケースなどがそれである。なかでも急性期の患者の場合は、幻聴への意味付けの進展や妄想的色調から本物の妄想への移行を防ぐための治療的アプローチが当面の重要課題になる。そのために患者が語る体験を直接の話題にすることがある。私が患者の体験に関心を向ける時である。ただし、医者の関心が病的体験の他にあることを知ってもらうように睡眠や身体の話題も織りまぜ、体験の聴取に終始しない面接をするように心がける。患者が体験を特異化しないための工夫である。多くの患者は病的体験を自分にだけ起こった特別な現象と考えているが――たとえば、他患の言動に対して「あの人はこのごろ変なことを言ってる。調子がおかしいよ」と批評する患者が自らの幻覚・妄想に疑問を持たず、自分は別と考えていることはつとに知られている事実である――不眠をはじめとする諸々の状況のもとでは、「こんな現象（幻聴、聴覚過敏、妄想気分、妄想知覚など）が起こっても不思議ではないね」と話して、体験の非特異化・一般化に努めることも大切であると私は考える。それ自体に速効性はなくても常々話題にして、世界、広く宇宙ではどのような不可解な現象でも起こりうると伝えておくことは無駄ではないだろう。布石しておくのである。そのうえで発病を促した状況や履歴を聴取して、「この時期に病気にならざるをえなかった」事情を察し、その事態下で患者は何を考え、どう感じ、どんな心境にいるのか、世界がどう見えているのか、これらについて治療者が理解することが肝要であろう。

通常、私の診察は、患者が自らすすんで体験を語る場合を除けば（その場合でも、時に彼らの発言を制止することがある）、体験の奥底まで聞かないことが少なくない。聞いてはいけないという自制と躊躇が絶えずある。畏れを感じることもある。聞き出すことで患者のなにものかを奪ってしまうのではないか、土足に近いかたちで患者の内懐に踏み込むことになりはしないかと恐れるのである。まして、分裂病者のマインドのもっとも深いところで起こっている何ごとかを引っぱり出し、なかば剝きだしにするような聞き方は私という凡医の能力を超えるだけでなく、それを治療に還元するのは困難であるとも感じる。もとより私は分裂病の研究者ではなく、病理学者でもない。大概のケースはあるところまで聞いたら止める。それで十分なことが少なくなかった。これまで私が提示した症例の一部は、治療の過程でもう数歩踏み込んで聞いたほうが理解しやすいケースもあっただろうと思う。けれども私の中の何ものかが、これ以上聞くのはやめよと制止するのである。もう十分であると。私は臆病なのである。「微に入り細を穿つ」診察は性に合わないので、検事調書のような詳細な体験聴取はたとえ時間がたっぷりあってもしない。主に苦痛体験を聞く。

神経症者や人格障害者などには、こういう聴取の仕方は妥当ではなく、「甘い」だろう。しかし、分裂病者に対してかれらを丸裸にするような聞き方は危険が大きいと私は思う。それが避けられない場合は、聞いた後に傷口に包帯をするような手当が欠かせないだろう。その手当とはこの世に存在する人間としてのかれらの痛みを共有しながら、細心の配慮と過不足のない支持的、保護的な、ねぎらう治療作業のことである。

われわれが体験や体験内容を特異化しすぎることは、おそらく治療的でない。とりわけ産出性体験が乏しい破瓜型分裂病者（緊張型・妄想型分裂病者でも同じことであるが）に対して体験を過剰に重視する方針は、回復の過程に乗せる治療上の作業や後の治療展開において自然治癒力の発動を妨げるかもしれない。面接の度に体験を話題にするアプローチは、注意のパラドックスによって意識が常に体験に向いて直面することになりかねない。それはヒトの精神保健に良いはずがない。病者にとってはなおさらのことであろう。私は彼らのこころと身体を一〇〇％の分裂病者に仕立てあげてしまう危惧をもっとも感じる。中井久夫の言葉を借りれば、もともと分裂病者は常に分裂病状態にいるのではなく、彼らの全身が分裂病ではないのである。

同様に治療者の硬い治療ロジックは困りものである。患者の病態を考慮せず、治療者のロジックに力まかせに合わせようとする治療姿勢は治療を大儀にした思い上がりでしかない。

症例Y：二十代半ばの男性、破瓜型分裂病

高校に入学してまもなく発病した。幻聴と家庭内暴力が主症状であった。父親の転勤のため各地の病院を転々とせざるをえなかった。幻聴が消え小康状態もあったが、ある時期病勢が増悪して不眠と幻聴が激しくなり、家族は薬物の増量を担当医に依頼した。受け入れられず、漢方薬が処方されるだけだった。増悪の末についに担当医の勤める病院に入院した。保護室が使われたが、患者はこのまま死ぬんじゃないかと思ったという。その時期が今でももっとも辛かったという。そのころから幻聴はほぼ固定し、その対象は母親に向けられた。患者は別の病院に転入院した。また父親が転勤することになり、一家は上京した。患者は母親に伴われて紹介状を持って来院した。共同治療者の心理士と毎週外来で面接した。われわれは幻聴の辛さを汲みながら、気長に関与して患者の硬さをほぐすことを治療目標にした。患者は一度も休まず来院した。緊張がほぐれて笑顔を見せることもあったが、幻聴をいつも話題にした。「君だけに聞こえる声の信憑性はどうか」と問うこともあった。「そう聞こえるんだから無視できません」と言う。遠回しに幻聴を話題から離しても患者は乗ってこなかった。再び父親が転勤となって、われわれの治療は二年弱のあいだ現状維持で終わった。暴力行為はなくなっていたが、患者の硬さはついにほぐれることがなかった。

この患者にソフトな対応ができなかったことは相応の事情があったのだろうと推測されるけれども、幻聴が患者の主題になって固定したのは病状の増悪期に適切な支持と指示、薬物による対応がされなかったためだろう。

一般に治療者が己の治療法に面子をかけ、こだわるならば患者の回復をこじらすことがまれでない。先々で担当する医師の苦労は計り知れない。

四　治療者の病的体験によせる興味・関心と患者

治療者は精神医学的興味や関心を患者の病的体験によせることに常に慎重であるべきだろう。病に対する医師の興味や関心、知的好奇心が医学の進歩をもたらした。だが、熱心な治療者がときに病にではなく、患者を研究や野心の対象にしたことは古今を問わず珍しいことではない。治療と研究の両立は医学の永遠のテーマである。治療優先は常識であり、それは誰でも知っているが、現実はいつもそうでないことも周知の事実である。

治療者の患者に対する過剰な興味や関心は、患者の治療のためというより、治療者自身の満足を満たすためになることもあるだろう。おそらく、それは紙一重の差でしかない。

面接は治療者・患者間に強い相互作用が働く場である。面接のたびに治療者が体験を問い続ける治療は、純粋に治療的手法として行うにしても治療者の野心が入り込みやすい。そうした面接は、治療者が患者にチューニングせずに患者が治療者の意向にチューニングするという力動が発生しやすいと思う。患者は治療者の興味や関心を察知してサービスし、病的体験を贈り物にする。体験を話し合った後の治療者には満足が残るかもしれないが、患者に何が残るだろうか。不安や孤独は和らぐであろうか。病圧は減圧されるだろうか。卑屈な患者を作り上げる危うさがありはしないか。たとえ体験が消褪しても、それまで体験の存在で緩衝されていた不安が赤裸々な形で浮上してきたり、ある種の空虚感を生むことがある。われわれはその時の手当は忘れていないか。

また体験を聞き続けることは患者に体験問答のトレーニングにしかねない。次の面接に備えて治療者の期待に沿ったサービスを準備するのが患者の心性であって、それはもはや患者自身の体験でなく、治療者と暗黙の共謀による体験となろう。治療者はこれを念頭においておかねばならないと私は思う。

ある慢性分裂病者は、面接が始まると開口一番に、「幻聴が……」「聞こえが……」と人ごとのように話し出し、それを話す場が面接であるかのように思いこんでいる。話題が体験に終始して広がることがない。ときには二十年前の体験を話す。身体に関することを聞いてもピンとこない表情を見せる。体験を語った後は外出の許可を求めることが習慣になっている。以前のカルテには、治療者の「幻聴はこのごろどうか」の質問と患者の答えが羅列して記載されていた。体験を話す見返りに外出を求める取り引きが認められた。

通常、私は急性期を無事に通過した寛解前期の患者に対して体験を聞くことはしない。せいぜい水を向けて体験の有無を確かめる程度であるが、その時点で体験が患者の不安や困惑の源泉になっている場合は前項に書いたアプローチをする。

五　病的体験を聞くタイミングなど

病的体験はそれを聞くタイミングが大切であろう。

患者は自らの不思議な体験を治療者にわかって欲しいと願っているのか、わかるはずがないと思っているのだろうか。

急性期においては、彼らにとって問題とならないレベルのことかもしれない。絶え間なく観念の断片が乱舞する状況にいて言語で排出し、減圧せざるをえない状況なのであろう。わかってもらうとか、わかるはずがないという思惑が働く事態ではないと考えられる。急性期の患者は切迫感のもとに次々と切れ切れに体験を語ることが少なくない。これを聞かない医師はいないだろう。だが患者の語り口には強弱があって間歇的に沈黙が訪れる。この沈黙を利用して治療者は患者の体験を穴埋めする質問をしたくなる誘惑にかられるが、それは常に治療的なことではない。むしろ体験の非尋常性を受けとめるサインを送るべきだろう。治療者は言語的にセンテンスとして伝えるより、感嘆詞の発声や呟きで十分である。病的体験は入院当初や急性期にしか聞けないことがある。体験を聞くうえで強制にならないタイミングではあるが、私はここでも患者の体験を詳しく聞き出す質問は最小限にとどめる。急性期はどのような病的体験が出現しても不思議でない状態であるとすでに書いた。「世の中にはそういうことがあるかもしれない」「何が起こってもおかしくないね」と話し、首肯されることがある。うっかり、「いまのあなたがそう感じても当然だね」と伝えて、「いいえ、これは事実です」と強く反発する患者もいる。「そうか、あなたにとって事実なんだ」「私には経験がないけれどもあなたには事実なんだね」と答えるのが無難だろう。治療者は、患者が試みる病的体験の解釈に対して含みをもたせ、「そうかもしれないが、そうでないかもしれない」という中立的で断定しない態度が肝心である。断定的な話し方は話題の膨らみを妨げるだけでなく、こころに余韻や何ごとをも入り込む余地を残さないので避けるのが望ましいと思う。断定はヒトのこころを反動的に硬化させる。

昏迷患者や寡黙な急性患者ついては、安全を保障することが先決である。むろん体験を聞くタイミングにない。さし当たり家族からの病歴聴取で間に合う。

急性期が終息して寛解前期の一時期に、患者は急性期の回顧をするかのごとくに体験を活発に言語化することがある。頭の騒がしさや幻聴などの不思議な体験を話す。その一言一言にはずっしりした重みがある。主治医に理解してもらおうというより、話さずにいられないという感じである。このときも患者の生々しい体験を聞く（聴く）チャンスである。発病から寛解に至る過程において何度もあることではない。患者を侵さない自然なタイミングである。私の場合は支持的・非言語的態度で謹聴しながら、質問は最小限にして共感を表明する。そのほうがより治療的な作用があるという印象をもつ。

このことは患者が体験を自ら納める行為であるように思われてならない。患者は、以降寡黙になって終日臥床して過ごす段階に入る。

六　あえて病的体験を聞くとき

寛解前期の段階で回復が停滞したり、慢性に経過しながら安定しない引継患者、なかでも持続的に幻聴や妄想気分に意味づけ努力（妄想的解釈）をしているケースや、すでに意味づけが終わって体験が妄想にほぼ凝縮しているケースには、あえて病的体験を聞くことがある。病歴を洗いなおし、発病に到るまでの状況、置かれた環境・家族関係など個人史を聞く。情報を急いで集めるのではなく、診察を積み重ねながら補充する。そのうえで慎重に配慮して初発（再発）時の病的体験を聞いて整理をすることは必ずしも有害ではない。「差し支えなければ教えて欲しい」「言いたくないことは話さないで結構です。途中でも止めてください」と前置きする。詮索的な聞き方は好ましくない。体験の概要がわかれば、そこで止める。「思い出したくないことを話してくださって」と感謝の意を伝える。安定しない患者は急性期の体験が続いているためか、聞けば体験を話してくれることがまれでないが、いずれにしても精神科では、こういう一連の手続きのもとで聞くことが、外科的手術の術前・術後の処置に相当する治療行為となるのである。

ある時、病歴十年の若い患者が初発時の急性期に起こったあの不思議な個人的体験を話した。「先生にわかってもらってホッとしました」と晴ればれとした表情をした。治療者と体験を共有したい、話してもよいという患者の決断であったと思われる。治療者である私がもっと早い時期に聞いておくべきであったかもしれない。

七　ゆるやかな病的体験の共有

一般に、急性期を経て安定しつつある寛解前期患者に対し、治療者が直接的に病的体験を聞くことは禁忌と言われている。体験下の臨場感を再現させるのは慎まねばならない（体験から遠く安定している患者も聞けば体験を話してくれるが、止めておくべきだろう。こういうケースは第一聞きなおす必要性がない。症例検討会などに提示するために情報の補強をする目的で聞くのは治療行為でなく、何のための検討会か分からなくなる。治療者の興味を満たす検討会に堕すと思う）。

一方、治療過程のなかでタイミングを選んで、治療者のほうから急性期の体験を聞いておくことは必要な治療行為であって、それを否定するつもりはもとよりない。だが、どこまで詳しく聞くか？治療者のスタンスと関連し、意見の分かれるところであろう。私のスタンスは既述したように、ほとんど感覚的な判断で、あるレベルまで聞いたら止めてしまう。科学性に乏しく、甘いと自覚しないわけではない（それでも詳細に聞く害の方が大きいと私は思う。お叱りを受けそうだが後者の害は患者を潰すことがある。有名症例の予後を見よ。内外の大家の学問的興味の対象になった患者の長期予後を見よ。少数ではすまない症例の悲惨な予後を仄聞している。反社会的事件を起こした分裂病者の自殺の多さは異常である——治療よりも診断、起訴可能性に重点を置くため、彼らの人格を抜け殻にするような詳細な体験聴取が原因ではないか。程度の差はあれ、われわれは日常的に診察している患者に対して同様なことをしていないだろうか）。

そこで詳しく聞かざるの害を少なくする工夫が必要となった。分裂病者と共有できて、しかも脅かさず貶めず、毒性の小さい言葉を見つけ出すことを自分に課した。中井久夫は、「無理」「焦り」「余裕」「ゆとり」など数多くの日常語を精神科領域で使える言葉にした。神田橋條治のいう「頭の忙しさ」は話題にしても無毒で、時に有益な言葉である。私のいう「頭の騒がしさ」は「頭の忙しさ」とほぼ同義である。それは急性期の患者と面接している最中に自然に口から出た言葉であった。かれらが治療者に語ろうとして語れない急性期の体験を、「ああ、それは頭の中がザワザワして騒がしい状態なのだね」と表現したら、患者は「まさにそうなんです」と答え、これを否定したり、どういう意味か分からないと言われたことは例外的な数名を除いて経験していない——この数名は「気疲れ」の意味を知らなかった。身体感覚が意識化されることがなかった。訊ねても「考えたことがない」「わかりません」と奇妙に答えが一致していた——。われわれは互いに得心した。ほかに言葉を必要としなかった。精神病者を理解するということは、このようなことでないかと私は考えている。体験にロジックを追求すれば、患者は理解されたと思わないだろうし、さらに奥深く迷路に入り込んだ気持ちにさせるかもしれない。治療的な観点で言えば、体験を固着させて硬質な内省や知性化を促したり、回復を困難にさせる要因になる恐れが大きいだろう。分裂病症状はその性質上整然としたものでなく、理不尽で未曾有の体験である。そのため分裂病者の過剰な内省は混沌(chaos)を生むか、逆に意味づけ、妄想的解釈を確固としたものにすることがあるだろう。この点で分裂病の治療は神経症の治療と決定的に異なると思う。

八　分裂病者とは――病的体験をこえて

幻覚に振り回され続ける患者がいる(症例　Y)。急性期から寛解前期に治療者が体験を重視したり、体験の背景にあった状況的、身体的条件（単純に言うと、不眠・過労・無理・焦りなど）がないがしろにされたケースに見られる病態であろう。私の経験的推測である。緩徐に病勢が進行し、病院を訪れる破瓜型分裂病者も同様で、華やかな体験に乏しい彼らの幻覚・妄想気分は本人と治療者の話題になりやすい。それで体験が終息すれば幸運であるが、事態はそう簡単にいかないだろう。破瓜型患者は、体験の背景にヒトとしての「生」「人間の条件」「生命体としての人間とそのあり方」「対人関係」など、人間の「存在」を先鋭的・兆候的に疑問視し、安全保障感が薄い人たちである。それゆえ治療者をして厳粛な気分にさせるか、「健康」な治療者の理解が得られにくい人たちなのである。われわれは、彼らへの治療的接近を何に求めたらよいだろうか。私は病的体験に求めようと思わない。治療には人間対人間、同じ生命をもつ人間としての共振・共感と症状の先鋭化を和らげるアプローチが大切だと思う。精神科治療には生を共にする人間どうしの礼節と共感的心情が基底にあること、そういう意識をもって接することが、たとえ平凡でアカデミズムから遠いことであっても、実はもっとも大切なのではないか。キャリアを積んだ治療者に素人性があってよく、その素人性は良心性とは違う。治療者の良心は治療の大局において誤ることが少なくない。「病理はよくわからなかった。治療はスッキリいかなかったが、患者は何とかやっている」というのが素人の治療である。「病理はわかった。治療はうまくいった。だが患者は自殺した」「回復が停滞した」とは、生身の人間を対象にする精神医学に科学性に求めすぎたヴェテラン医師のケースにしばしば認められている。自戒せねばならない。また、こういう視点は分裂病のプロセス理論にはないように思う。分裂病を大脳の病と規定する先進的・科学的精神科医の視野には入りにくいことであろう。

九　長く続いた妄想や幻聴は消失するか？

異常体験が消えてなくなる過程には、少なくとも次にあげる二つの場合があるだろう。
(1)文字どおり頭から（目の前から）スーと消える
主に病歴の短い急性期の患者であり、薬物療法が奏効する。
(2)体験自体はあってもその問題性を失い、次第に存在する意味がなくなる
これは病歴の長い慢性患者や一部の破瓜型分裂病者に見られる過程である。薬物療法にあるレベル以上の効果は期待できない。卒倒量の薬を使っても病像を不明瞭にしたり、ときには薬物性のせ

ん妄状態を持続させかねない。

(2)は気長な関与によってようやく実現することが多い。多面的アプローチによる安全保障感の再生が関係していると私は考える。病初期に適切な対応がされていれば、過半数のケースは(1)の段階で解決しているのだが……。

安定した治療関係（信頼関係）が継続されていれば、発病時から長く続いた幻聴がいつのまにか消失するケースは決して珍しいことでなく、大半は実際消失している。幻聴の有無にこだわらないために見逃しているのではない。ここで、治療途上で引き継いだケースを簡略に記す。はじめの二人は(2)の過程が進行中のケースである。

患者は病的体験と体調に敏感であった。通院当初の面接では幻聴をいつも話題にして訴えた。こちらからそれとなく聞くこともあったが、生活の質とリズムと睡眠を面接の主題にした。就学は待ってもらっていた。待つことの辛さや社会的所属感の曖昧さをサポートし続けた。月の単位で患者は少しずつ変わった。換気扇の回転音に混じって人の声のようなものが聞こえることがあると言うが、散発的になり、脅やかされることが少なくなった。病が幻聴と等価でなくなった。

別の患者は退院後も脅かす内容の幻聴が続いていた。「どんなあんばいですか」と聞くと、「聞こえます。でも話してくることが実行されたことはありません。先生のいうとおりです」と答える。幻聴が患者の主題になっているので水を向けるのだが、不安は減っている。支持を絶やさず、当分家でゴロゴロしてくつろいでもらうことで合意している。就労は時期尚早と認めて焦っていない。

化粧品会社のモデルになれるという妄想患者は、ある時ポロッと妄想が消えた。詳細は略す。私はたとえば三十年余の間、幻聴や妄想に限らない病的体験が続いている患者に体験の消失を期待しない。そうすることがよいとも思わない。現状維持をモットーにする。ただし、異常体験は消失するかと聞かれれば、それはおおいに可能と答えるだろう。とりわけ発病当時から診ている患者で幻聴や妄想（九九％は妄想的色調であった）がいまだに続いている人はごく少数である。力量のある先輩医師から引き継いだ患者で二人だけ妄想患者がいた。一人は上記の患者である。私的経験でいえば精神科には真の妄想患者は存在しないのではないかと長い間思いこんでいた。いま現在入院中の妄想患者のほとんどは本物の妄想患者ではなく、昔の精神医療が作り上げた可能性が大きいと考える。若い先生たちに、悲観的になるなと言いたい。幻聴患者もしかりである。

十　さいごに

経験的な観察では就学や就労を急ぐ患者は、それが実現せず、待ってもらった（待てた）患者のほうが学校や会社に戻ったり、あらたに就職しても安定して続く傾向がある。当然と言えば当然だが、待つことに合意してくれる患者は焦りがあっても治療者の意向（まだ早い、その時期じゃない）を受け止める。治療者が焦らないこと、時期をじっくり選び、回復のテンポを測って判断することが重要なのだろう。患者の実験的な試みはそれなりに評価し、責めてはいけない。私が勧めるゴロゴロした生活を受け入れながら、患者はじつは治療者の知らないところで様々な試みをしているのである。身体からのサインを目安にして無理なようならやめるというアドバイスが役に立っているなら幸いである。これは日常的面接の話題のひとつになっている。「(いついつから) 仕事に就きました。外来日は休めるようにして来ます」と事後的に報告してくる患者が少なくない。

同じことが病的体験についても言えるだろうと思う。患者はこちらが体験にこだわるといっそう体験から離れがたくなり、あっさりしているといつのまにか離れてしまうことが珍しくない。作用・反作用の法則や注意のパラドックスが働くのだろう。そうなるには慢性患者では年余の時間が必要なこともあるけれども、患者の回復のテンポと治療テンポがマッチングしたケースに認められることであり、マッチングさせる治療的作業が精神科医の仕事 (job) であろう。

私は病的体験を詳しく聞くななどと主張するつもりはない。患者に体験を厳密に聞くときは、侵襲度を低くする工夫 (前処置) をしながら、聞いたあとの手当 (後処置) を必ずしておいてくれと言いたいのである。

終わりに本稿の補完のため同僚の滝川一廣の意見を参考にしてまとめを記した。それをもとに本文の要旨をくみ取ってもらえれば幸いである。

《病的体験の聞き方の問題》

(1) いつ聞くか、聞かないか……そのタイミング

⑵ どんな関心のもとで聞くか……治療者のスタンス
⑶ どう聞くか、どう話題にするか
⑷ 聞いてどうするか、患者にどう戻すか
⑸ 聞いた後の手当をどうするか
⑹ 病的体験の意味（定義）
⑺ よい聞き方……悪い聞き方

第六章

分裂病者の退院後の外来治療

——症例を中心にして——

一

退院して外来通院している分裂病患者には四つのタイプがある。

(1)初発で入院した患者

(2)入院中に前医から引き継いだ患者

(3)ほかの病院に入院歴はあるが、当院からの退院は初めての患者

(4)外来通院中に前医から引き継いだ患者（ほとんどが入院歴がある）

通常、退院患者はこの四つのタイプからなる。それぞれのタイプに合わせた治療を工夫しなければならない場合がある。そうそうあるわけでないが、患者が以前の病院や前医のカラーに強く刻印されているケースなどがそうである。「どうせこんなもんだ」と医師や精神科治療を信用しないか、

当てにしていない患者も現にいる。この人たちが、「信用しても大丈夫かな」とその気にさせる治療をしたいものだ。だが、時間と根気がいる。

(1)の初発患者と治療関係が悪いときは、治療者がまず反省してみるべきだろう。患者は治療者の意気と誠意に敏感である。職業的な「狎《な》れ」が患者のプライドを傷つけているか手抜きをしている可能性が大である。

(2)と(4)の患者は、中井久夫は初診患者を診るつもりで仕切り直しをするように薦めている。

(3)のケースは私なら、もう入院は打ち止めにして退院しても病院を転々としないですむように治療関係の安定化を優先する。というのは患者が精神科の治療を見限り、自分で治療の舵を取って実りの少ない孤独な自己治療をしたり、自棄的になっている傾向が認められるためである。患者の弁護士に相当する人物が身近にいないケースに多いようだ。

二

私が勤務している病院の入院治療は主治医制をとっていて、原則として入院中の主治医が退院後も外来で継続して診ることになっている。医師の外来日は曜日毎に振り分けられ、決められている。仕事や授業の関係で外来の曜日に来られない患者は、個別に予約して別の曜日に面接する。こうして主治医は入院から退院まで一貫した治療を行っている。縦断的にやれるのが良いところであろう。

外来患者は分裂病圏の患者が大半を占めている。このごろは事情が変わりつつあるが、以前は単科精神病院を受診する神経症圏の患者が少なく、若いときから常勤で勤務していると神経症の治療経験が浅くなる。

私は患者離れが悪いので、患者がどうしてもと望む場合を除けば、入院の依頼元に退院した患者を戻すことはあまりしない。自分で診る。そのうえ長く勤めていると辞めていく医師の患者を引き継ぐことになる。外来の受け持ち患者は増えはしても、減ることはない。患者が前の病院で受けた処遇や前医の治療を知る機会が増えるにつれ、精神科治療のほんの初歩的常識が守られていない実状にがっかりした経験が再々ある。

三

外来通院患者の家庭環境は実に様々である。なかでも頼りになる家族、とくに両親がすでに亡く、同胞がいても協力が期待できない単身のケースがもっとも環境調整や外来治療の維持において困難が多いと思われるむきもあるだろうが、実際は必ずしもそうとは限らない。初発時や病歴の短いうちに受けた治療や処遇、あるいは治療者のアプローチなどが患者の回復像を決めてしまうことも少なくない。

ここでは、ひとまず家族の存在やその協力は保留にし、前項の四つのタイプの外来患者を念頭におきながら、いくつかのタイプの症例をあげて外来患者の治療の方針と実践内容、そして経過を具体的に記す。次の症例1は毎回聞いた睡眠や便通などを除き、カルテをほぼ丸写しにした。

症例1　寛解後期の慢性分裂病、五十代後半の男性

（本書第二章の症例Aのことである）

前医のカルテから補足すると患者は、三十代前半のX年十月にO病院に初めて入院した。期間は三カ月だった。しかし、一年後にI病院に八カ月半入院した。三回目の入院は退院してわずか六カ月後であった。以降X＋十五年九月末に退院するまで約十五年二カ月の間入院生活を送ったことになる。退院していた期間の合計は一年半にすぎない。

長期にわたる入院のあと、保健センターのホステル部門に一年半入所後単身生活を始め、清掃の仕事に就いたが、通所は半年で中断し、服薬を止めてしまった。ここまでの情報は当院の求めによって送付された一頁に満たないファックスによる紹介状であり、医師が書いたものでなく、署名もなく、なんと治療経過は詳細不明と記載されていた。患者は十五年も入院していたのである。せめて経過の概要と薬物の履歴は知りたかったが、かなわなかった。これは医療の世界で許されない怠慢であり、非常識である。病院や医師には患者の情報を伝える義務がある。入院療養生活の情報がどこかで埋没してしまうことは、新たな時間と労力の投入を余儀なくさせるだろう。とくに初期の情報はその時にしか得られない貴重なものである。それを失うのは実にもったいない。情報不足が患者の後の経過や予後に好ましくない影響を及ぼすかもしれないのだ。もとより紹介状の情報には限りがある。だからこそ、せめて最小限にまとめた情報でも貴重になるのである。看護記録だけでも大いに参考になる。詳細不明は無責任の証にすぎない。

患者は仕事が長続きしなかった。過去に母親や姉から経済的援助は受けていたようだが、潔しとしなかったらしい。X＋二十年夏、次の仕事が見つからないとお金が底をつくと言い、焦りはじめ、秋には粗野な言動と易怒性が高まっていた。家族はI病院に入院を依頼したが、満床を理由に断られて当院に入院した。患者の治療内容と経過は「治療覚書その19」（本書・第二章）に詳しく書いたが、前医は年が明けた春先に早くも退院を予定していた。ただ単に、患者がおとなしく過ごしていて陽性症状がないというのが理由であった。しかし、患者は暗くて硬い表情と緊張が緩んでいない身体つきをしていた。これは不安の潜在を意味する。一般にこの時期の退院は次の入院を予約する脆い退院である。経験ある臨床医なら誰でも知っているだろう。たまたま前医が退職したので私が引き継いだ。私は患者の初発時やこれまでの病状をあえて洗い出そうとしなかった。当時の平均的な精神病院の入院治療が推測できたうえ、紹介状が全てを物語っていた。今回患者はいささか荒っぽい手段による入院になったが、速やかに落ち着いていき症状レベルの苦悩はなかった。私は患者の長い入院生活の苦労を汲みながら、面接で彼の表情と身体の硬さ（それは「こころの硬さ」でもある）をほぐすこと、それを当面の治療方針にした。

患者は前医の予定より一年余も遅れて、X＋二十二年六月末に退院した。アパート探しはもとより、ケースワーカー（ＰＳＷ）のこまごまとした配慮は患者の不安をさぞかし和らげたことだろう。ＰＳＷはアパート近くの食堂や銭湯、スーパー、散歩コースを見つけ、レンタルビデオの借り方まで教えて当面の生活に必要な日用品を整えた。のちに夏の暑さ対策にエアコンの設置（患者は生活保護を受けていた。府中市は、病院側の考えで療養上必要ならどうぞと設置を認めた。府中市の福祉は許容度の大きさと活発性、むやみな就労圧力をかけない点で傑出していると、謝して付記しておく）など部屋の居住環境を整えた。

退院するにあたり、患者は就労を口にした。もっともなことであったが、「あなたは、これまでの入院生活ですでに十分苦労してきた。今は仕事より自分の生活を豊かに楽しめるようにしたらどうか」と繰り返し話した。「ブラブラしたらどうか、仕事だけが人生じゃないと思うが」と伝えた。疲労などの身体のサインを目安にする心身の健康管理と維持をアドバイスした。日常の面接で常に話題にしていた事柄である。彼は意見を受け入れた。

外来診察は毎週通うことで合意していた。外来治療の経過を以下にまとめる。ちなみに患者は外来受診を一度もキャンセルしなかった。

①部屋（居住環境）に馴染んでもらう／易疲労性のこと／ブラブラ・ゴロゴロした生活の保証／昼寝の支持

はじめの一カ月（七月）は、自ら話し出すことは少なかったが、「のんびりと楽しんでいる」「疲れが出たみたいでゴロゴロしている」と言いながら、億劫な感じも認められた。朝七時頃に起床し、十一時には寝る。食事は三食とっている。時間をもてあまして一日が長い。気分はのんびりしているがヒマでイライラすることもある。横になっているかテレビを見ている。疲れやすい。まだ生活に馴染めない。

②生活リズムの規則化と定着／生活環境の整備／探索行動と日常生活行動のはじまり

八月は、暑さでバテた。寝不足気味。だるい。昼寝も暑くてできないと言うので、生活福祉課と話し合い、エアコンが設置された。部屋に馴染んできた。「退屈だけど自由な時間がたくさんあってマシ」と言う。好きな高校野球を楽しむ。市の花火大会を見てきたと報告した。これは食事以外の目的では初めての外出だった。八月中旬をすぎて、疲れやすさがない。前と違って身体は重くないと認め、動作に軽快感がみられた。父親の墓参に母親と姉の三人でF山の麓にある霊園まで出かけた。「これは疲れた」と言う。普段は、朝はパン、昼と夕食は弁当ですましているが、週に数回は外食して好物の寿司を食べる。八月末、何もしてないのでイライラがある。退屈と言う。まだゴロゴロを続けるよう勧めると納得した。銭湯は週二回のペースで通う。睡眠リズムに変化はない。体重は七八kgで退院時と変わらない。九月、ゴロゴロ生活を続けている。夕方に買い物や銭湯に出かける。部屋ではゆったりしている。生活は規則的になっているが、困るのは三度の食事と言う。中旬、買い物と散歩で毎日外に出る。入院中に時々出かけていた都心に行って来たと言う。下旬、たまたまデイケアの話が出るが、「自分としては興味はない。仕事がしたい」。再び、仕事よりまず生活を楽しめるようにしようと話し合う。患者に焦りは見られない。

③趣味の存在／行動の拡大と楽しみごとの増加／億劫感の減少／積極的意欲の出現
十月になると日焼けが目立った。退屈だが外出に億劫感がなくなった。Z球場に出向いて大学野球を見に行っている。こんどは日本シリーズも見てきたい。明日、明後日と市が主催するお祭りがあるので見てくる予定と言う。中旬、顔色よく言葉が豊富であった。毎日出歩いても疲れない。退屈だが生活を「エンジョイしている」と言う。体重が増えだしたと気にかけた。銭湯で体重を計るようにしているとのことであった。翌週、日本シリーズのチケットが手に入らず残念がる。「まあテレビで楽しみます」。映画鑑賞する。姉が週に一度食事や副食の差し入れをしてくれているが、「姉が来るとピリピリする。有り難いんだけど、掃除ならけっこうやっているのに『何だこれは』と言われる」と姉の女性的な細かさを愚痴った口調で話す。十一月、「野球シーズンは終わったけどテレビで相撲、バレー、Jリーグなどスポーツを見るのは好き」、「楽しめる」。日展に行く。新橋から「ゆりかもめ号」に乗った話をする。
④表情や態度のリラックス化／ダイエットの試みと体重減少／動作の軽快化／青年期の思い出話／プライドの萌芽（生活保護を受けることの負い目）
規則的な生活をしながら楽しんでいる様子が言葉や表情、態度に滲んでいる。中旬、「起きるのが億劫になってきた」、「食事が二食になることがある」と言う。気分は良い。大学選抜選手と大学OBで現役のプロ野球選手の対抗戦を見物した。「できるだけ歩くようにして二駅くらいはとばして電車に乗る」と言う。五kg体重減少し七四kgになる。下旬、「近くの競馬場に行って博物館を見ようと

思う。馬券は買う気にならない。ヒマだからあちこち見つけて歩いている」「楽しくやっている」。ハキハキとして笑顔が多い。十二月、「寒くなってコタツに丸まっている。出かけるところがなくなってきた」。「先生に会うのが楽しみ」と笑う。体重は七四kgのまま。翌週リラックスした様子で笑顔と笑い声がみられる。運動のために足早に歩くようにしている。この体重でも「身体は重く感じない」。実際、動作は軽い。さいごに「生活保護を受けているのがひっかかる」と言う。中旬日本海側の冬の天候の話から、若いときに登山をしていたと回想し、登山の思い出話をする。正月は実家で過ごす予定。その年最後の外来診察で、「一日長いようでもう半年たった」「休みばかりの一年だった」と感想を話す。

⑤家族と久しぶりの生活／面接の間隔をあける／生活の工夫／母親を見舞う／母親の死

X＋二十三年一月、正月を数年ぶりに実家で過ごした。「のんびりできた！」。高齢の母親の呆けと介護する姉を気遣う。初詣は近所の神社と明治神宮に行って来た。翌週の外来が混雑していたせいもあって、「待ちくたびれた。ウロウロする。皆は黙って待ってる。偉いなあと思う。二週に一度の外来にして欲しい」と笑顔で申し出た。以降通院は二週に一度とした。下旬、市民センターに毎日行って、そこで新聞を読んで七十円のコーヒーを飲んでいる。節約しているつもりはないけど、煙草や酒をやらないので保護費がずいぶん残る。二月、繁華街によく出かけ、『シャル ウィ ダンス』を観てきた。学生時代ダンスをやっていた。K市に行きたいと思っている。若いときは一人でよく旅行したなどと話した。二月下旬、新聞・テレビ・喫茶などセンターを利用する。三月、「毎日出かけ、やたら歩いている。日曜日はテレビにかじりついている」と言う。表情の生き生きした感じがさらに自然になってきた。中旬、姉からPSWに電話が入った。姉によると患者は妹に薬を服んでいないと話したという。拒薬は昨年八月上旬のエアコンが入る前のことであった。患者は姉と口論になり、「副作用があるから」「もうアパートに来なくていい」と言ったという。真相は確かめなかった。これまで診察場面でしばしば服薬について、「服み心地はどうか」「合っていない感じはないか」と訊ねていた。彼は服用していると答えていた。次の外来でそれとなく本人に聞いてみると、「忘れたことはあるが服んでいる。眠前薬がないと寝つけないし」と答えた。脈拍は毎分八〇台で軽い頻脈であった。二月に生化学検査と一緒に実施したハロペリドール（haloperidol）の血中濃度測定でも服薬は確認されていた。四月はじめ、母親が入院した。二〜三日に一度見舞いに行っていると言う。中旬、前回来院した翌日に母親は死亡した。歳だからと母親について感情を出さず、意外にあっさりしていた。体重は三kg減って七一kgになった。出来合いのオカズに飽きてあまり食べていない。パンをかじっていると笑う。下旬、それまで母親の看病で忙しかった姉が数カ月ぶりにまた週に一回来てくれるようになったと喜ぶ。昼間、Z球場で大学野球を外野席で見続けていると夜のプロ野球もそのまま観戦できる。追い出されないのでちょっと見てから帰ってくる。近くの霊園で桜見物を何回かした。顔と腕はすっかり日焼けしている。睡眠は一貫して良好である。時間的に六〜七時間だが十分だと言う。「昼寝はしていない」。

⑥自由人としての患者／その生き方の保証と支持

五月中旬、週末は大学野球をかかさず見に行く。外野席は七百円とのこと。市役所の食堂で昼食をとる。「安上がりで助かる」。夕食はときにファミリーレストランで食べる。下旬、余りがちだった保護費は食費や都心への外出で使うので、このごろはそうでもない。六月、YランドのG球団の二軍の選手や故障調整中の選手の練習風景を芝生に寝そべって見ている。人も少なくのんびりできる。六月下順、退屈ではない。何かしらやっている。新しい食堂を発見した。「ギャンブルはやらないが、競馬場に入場したことがある。見てて楽しい」「深夜の野球ニュースを見てから寝るので十二時を過ぎる」。その分だけ起床が遅れて八〜九時になった。体重は一年前と比べて七kg減り、七一kgで推移している。ちなみに身長は約一七〇cmで骨太の体躯である。いまでは患者は寛解している。

処方は、(1)補中益気湯　七・五g、ハロペリドール九mg、エチゾラム（etizolam）三mg、塩酸プロメタジン（promethazine hydrochloride）七五mg（食後分三）

(2)ベゲタミンA®　二錠、エチゾラム三mg（眠前）

であり、外来通院になってからは一度も変更していない。

四

ここで就労について触れておきたい。一般に、就労は患者のプライドのよりどころであろう。しかし彼は二十数年の間分裂病に罹患し今回を含めて入院期間が十六年十カ月に及んだ人である。私は、この患者に就労しないよう働きかけた。残りの半生を「なにも無理して働かなくてもいいのじゃないか、せっかく、人として生まれてきたのだから、世間に棲んで生活を豊かに楽しめるようになったらいいね」と私の本心を伝えた。「仕事だけが人生じゃないと思う」と話したことは既述したとおりである。

精神医療では、社会復帰＝就労の図式がいまだに通用している感が否めない。社会の規範や倫理が就労におかれているという事情もあるだろう。就労圧力は患者に無視できないほどの負荷になっていることを治療者は忘れてはいけないと思う。患者は仕事をしていない負い目をいつも感じているものだ。私は自分から就労を話題にすることをしない。作業療法や生活技能訓練（ＳＳＴ）がその訓練性の側面を大幅に緩やかにする工夫をしたら、治療的にどれほどよい影響を与えるか計り知れないと密かに思うところである。もっとも、昨今は数多くの作業所やデイケアで、社会復帰＝就労の図式を離れはじめていると聞く。精神病者の「自立」を目標にしているという。自立＝就労という発想でなければ幸いである。また、精神病者を精神障害者と規定してしまう最近の風潮に疑義がある。だが、ここでは止めておく。

さて、症例に戻ると、はじめて出会ったころの彼の表情は、現代の分裂病者とはとうてい思えない古典的な分裂病者のそれであった。長い病歴（病圧）によるものと考えられた。分裂病者は安全が保障されない状況にいるとき、言語的表現や感情表出は危険なのであり、表情も態度も硬くなって当然である。それが十五年間続いていたのだ。わずか三年弱の関わりではあるが、「寛解後期」になると前景に出てくるいわゆる「陰性症状」は治療の流れのなかで、いつの間にか消失していた（持続時間に差異はあっても、消失するというのが私のかねてよりの主張である）。彼の行動拡大は多岐にわたり、しかも自然な好奇心と新鮮な感動が伴っていた。生活臨床でいう能動型のタイプに一見みえても破綻に向かう兆候はない。身体に関心をよせて肥満を気にし、ダイエットをはじめ、減量に成功した――私は「治療覚書その12」（精神科治療学九巻二号、一九九四）の二二九頁に、回復が進んでゆとりが出てくると体重に関心をよせ、患者はダイエットすることが珍しくないと書いた。参照されたい――。顔つきは、長い病気による名残りをかすかに示す瞬間はあっても柔和になっている。彼の言語や感情表出は豊かで、笑顔が増えて声に力と張りがある。彼の感情が鈍麻していなかったことは経過から明らかである。

「感情鈍麻」という横断的な症状レベルの判断は往々にしてあたかも継続している固定した症状とみなされる。その眼差しで見ればそのように見えるものかもしれないが、それはいかにも表面的で浅薄な観察にすぎるだろう。実際は慢性分裂病者に対する治療的関与の絶対量の不足と縦断的に気持（辛さ）を汲む努力と関わりが十分でないことの表明ではないか。反対に過剰にインテンシィブな短期間の治療が患者を侵襲し急速に破壊することもある。そうならないようにするために患者と情緒性のある交流を重視する治療関係が役に立つだろうと私は思う。われわれはこれまで、他科にならって患者をマテリアルとして扱い、患者の情緒を軽くみすぎてきたきらいがある。

患者が焦らず平穏に、しかも当初の予測以上に活発な日常生活を送っているのは、彼の資質や発病までに健康な体験を蓄積していたことが幸いした。そのうえ彼の生き方と生活を支持する治療方針も無関係でないと思う。処方は一度も変更していない。私がこれまで主張してきたように、薬物で患者を動かそうと考えもしなかったが患者は記述したように月単位で変化し動いた。

この症例のように、再発の度に人格水準低下が進むとする、かつてのプロセス理論にあてはまらない患者が少なくない。私の経験では、いてもごく少数である。

五

〔症例1〕は通院を継続した。過去に数回退院し、社会で生活したトータルの期間である一年半を、とうにすぎた。アパートの近隣を散策しつくした。長年その地域に住んでいる職員でさえ知らない史跡や記念碑、美術館などを発見し訪れた。都心にも出かけた。彼の探索行動はわれわれの予測を超えた。さすがに行くところがなくなったというが、彼は食環境も探索していた。店主が彼の父親と出身が同郷という、小食堂を見つけていた。食堂は定食が日替わりメニューで料金が安く、店主と気が合って話がはずむと言い、そこの常連になった。若くない年代の男性単身者がもっとも苦労する夕食の心配は無用になっていた。食堂は彼のくつろぎの場でもあった。また小さな果物屋の「おばさん」と懇意になり、安くて質の良い果物を買っていた。患者は彼らには話し好きの人と思われているらしい。週に一回姉がアパートを訪問する際、お土産に持ってきた果物を断るようになった。

退院して一年数カ月経たころのことであった。患者は事後的にバイトをしたと報告した。市報に募集があって応募したら採用されたが、仕事の内容は知らされず言われるままに出向いたら火葬所とわかり、「これはたまらんと思って逃げ帰ってきた」と言う。私はそれを評価した。彼は「これからも適当なバイトがあったらやっていいですか？」と聞いた。もはや焦りが高じた就労行動でないのは明らかなので、「合わないと思ったら、いつでもやめるつもりでやったらどうですか」「ダメモトでね」「仕事があなたの健康作りに役に立って、生活にメリハリができるといいんだろうね」と答えた。通常私のほうから就労を勧めることはない。しかしこういう場合は制止しないことを方針にしている。

一方、姉は患者を「調子が高いのではないか」と心配した。「人が変わったようにおしゃべりになって、このままで大丈夫かしら」と再発の不安を感じて来院した。それまで彼女は、患者が入院中の一時期まで「話しかけても何も答えてくれない」「自分から話をしない」ことを苦にして、「せっかく面会にきても張り合いがない」と残念そうな口調で愚痴をこぼしていたものだが、こんどは患者の言語表現が豊かになったことを危惧した。[注1]一般に、患者のこうした変化は再発の前兆であるケースが少なくなく、彼女の不安は的を射たものであったが、われわれ（私とケースワーカー）は患者の生活を支持した。「彼は面接では口数は少なくなかったですよ」「退院直前まで他の患者さんと交流は少なくて見かけは不活発でしたがね」「いきつけの馴染みの店を持てたのは歓迎していいのでは？　生活の拠点ができたということじゃないですか」と話した。患者は相手かまわず口数が多いのではない。用もないのに通りがかりの人や未知の人に話しかけたりはしていない。食堂の主人や果物屋の「おばさん」、あるいは病院の待合室で顔見知りの外来患者、入院中に知った数人の友人患者におしゃべりは限られている。

姉の心配ももっともで、先々も治療に気を抜けないけれども、患者はふつうの一市民として「世に棲んでいる」のである。

われわれは、この症例だけでなく、入院生活が気の遠くなるほど長い患者でもその回復力はめざましいと実感している。それには自然治癒力を阻害しない、しかるべき対応をしているという付加条件がつくけれども……。

六

次の症例は、工場に勤めて準安定状態にあったが、仕事中の緊張が強く、絶えず疲れを訴えていた。患者は緊張のあまり勤務中は尿意や便意が頻回だったにもかかわらず、上司の目を気にして持ち場を容易に離れられなかった。これも悩みのひとつだった。そんな状況で無理を重ねながら仕事を続けることに、何の意味があるのかと疑問に思った外来患者である。患者は仕事のために私生活の大部分を犠牲にしていた。働くヒトはみな似た経験をしているのだから仕方がないと言うのは酷である。外来治療を担当することになった。彼の長期の緊張をほぐし、苦痛の軽減を図ることにした。生活の中に楽しみ事ができて、潤いが生まれてくれればよいのだがと願ったケースである。

症例2　男性、分裂病の疑い

(1)往診収容

患者は大学受験に失敗して一浪中に、近所の商店主とトラブルを繰り返すエピソードがあり、一カ月半の短い入院をした。患者は「精神的に不安定だった」と後に語っている。退院した時、「早くこうしてもらえれば良かった」と母親に話した。医師の指示に従って、通院しながら翌年大学に入学したが、四年生になって通院をやめた。「正常と思ったから通院したくなかった」とのことである。その夏休みに自傷行為が認められた。「いろいろ面白くなくどうしようもなくなった」。一カ月間入院した。大学は無事に卒業した。一年後に就職したが、数年目から遅刻・欠勤がちとなった。会社から退職を告げられた。それから昼夜逆転の生活がはじまった。近所とトラブルを起こした。家族を責め、攻撃的な言動と嫌がらせが続いたため、家族の要請でついに往診収容となった。

(2)入院時の患者の言動と治療者の対応

患者は、「何故入院させられたかわからない」「話し合いを持とうとせず、入院させた理由を知りたい」「入院させる権利が誰にあるのか」と主張し、拒食・拒薬がちであった。そこで担当医は患者の求めに応じて入院の理由を逐一具体的に指摘した。「それには理由がある」と言う患者に対して、(残念なことに)担当医は耳を傾けなかった。「そこを治せば退院できるんですね」「もうやりません」と患者はしぶしぶ答えているが、得心した発言でないのは明らかであった。以後の面接も患者の行動の非を認めさせるか、理由を話させる場になった。患者は自分の行動を説明し、トラブルの原因を断片的に話したが、「自己中心的」とみなされた。担当医は患者の行動に焦点を当てて患者の言い分の矛盾を指摘し、患者は「無理やり入院させられた」不当性を看護者にも訴えた。担当医は「不当入院」の対応に追われ、入院前の不眠や聴覚過敏による苛立ち、被害感、鬱積した窮屈感、遅刻・欠勤は話題にならなかった。患者は治療ベースに乗らず、退院要求が強いため、担当医は家族に退院の方針を伝えて三者で長い時間話し合った。「まったく接点がない」とカルテに記されている。結局、家族の希望を受け入れて入院継続を決め、薬物主体の治療になった。デポー剤の注射が開始され投薬量が増えた。

薬物の内容はその後一カ月間レボメプロマジン（levomepromazine）五〇〇mgピークに、主薬がハロペリドール、次にプロペリシアジン（propericiazine）に変わった。二年後から退院までオキシペルチン（oxypertine）一二〇mgでほぼ一定した。七年後担当医が退職した。次の担当医も処方は踏襲した。

上記は入院後のはじめの八週間のことである。その後患者は時にささいなことで喧嘩をしたが、徐々に柔和になった。しかし、「力ずくで入院させられた」不満は長く残った。ロールシャッハ検査終了後の心理士との面接で、入院までの経緯が話題となり、「入院前にこういう話を聞いてくれたら良かった。そしたら入院しなくてすんだ」と語っている。

(3)診断

患者には入院前から分裂病的エピソードがあったが、「不当入院」の強い訴えが前景に出て、あたかも病的体験が吸収された観がある。エピソードについては入院期間中一度も話題になっていない。当初は epileptoid あるいは character disorder と診断されていた。「不当入院」の不満が内在化し、月日を経るうちに診断は分裂病に変わっていた。患者の診断は経過診断的な意味合いが濃いと思われた。注2

患者は分裂病でない可能性も否定できない。しかし、入院前は彼は不眠が続いていた。近所のアパートに住んでいた学生が深夜に大音量でステレオをかけるため、彼は学生とトラブルを起こした。聴覚過敏も認められた。家族に当たり散らしたのも事実である。家に鍵をかけてシャットアウトしたり、深夜に音をたてて家族を寝かせないなどの嫌がらせをした。児戯的だったが、そこには親が会社の退職勧告をあっさり受け入れたことへの不満やT大生だった兄と比較されながら育った生活環境も影響していた。患者は急性期の不安、恐怖、非尋常性、意味づけを社会、広く世界に転じることなく、generalize しなかった。対象は家族にほぼ限局している。一部の非妄想型(破瓜型)患者の特徴と言えるかもしれない。

自分が担当してみて、患者は分裂病に親和性があるとわかった。診断は分裂病が妥当と考えられるが、ここでは「分裂病の疑い」に留めておく。

(4)経過の概略

入院して三カ月後から外泊をはじめ、次第に頻回になった。彼は遅れることなく予定日に帰院していた。一年経っても入院時の話題は解決していなかったけれども、患者はレクと室内作業を繰り返して経過した。入院して八年弱の後、病院から近所の工場に勤めた。患者は九年後に退院した。その後も工場勤務を継続していたが、疲労と関係念慮（内容の記載はない）のため四年七カ月後に休養目的で二カ月入院した。

(5)外来治療

患者の経過を遡って知るには、前医の処方の変遷を縦断的にまとめることが意外に有効である。私もそうだが医者の字は読めないとスタッフにからかわれる。実際、解読不能の場合が少なくなく、全面的に当てにできない。また重要で肝心な面接の内容は簡略に記載される傾向は、大半の医師が認めるところであり、ほんの数行で終わっていることが珍しくない。このケースもそうであった。その点では薬の内容や変更は医師の意図が正直に表現され、医師から診た患者の状態像と経過、治療者の意図を読みとることができる。

以下に処方の履歴を示す。

患者は一回目の退院時処方は入院処方を受け継いでいた。

処方　(1)　オキシペルチン　一二〇mg

三×（食後）

(2)　レボメプロマジン（二五mg）　五錠

ニメタゼパム（Nimetazepam）（五mg）　二錠
ニトラゼパム（Nitrazepam）（五mg）　二錠
一×（眠前）

九カ月後オキシペルチン一二〇mgにレボメプロマジン（二五mg）一錠、四カ月後アミトリプチリン（amitriptyline）（二五mg）一錠が夕薬に追加された。

さらに二年三カ月経過してから処方は大幅に変更された。以下の内容であった。

処方
(1) ブロムペリドール（Bromperidol）　九mg
ペルフェナジン（Perphenazine）　二四mg
スルピリド（Sulpiride）　一二〇〇mg
ブロマゼパム（Bromazepam）　六mg
トラゾドン（Trazodone）（二五mg）五錠（一、一、三）
レボメプロマジン（二五mg）一錠（〇、〇、一）
三×（食後）
(2) ベゲタミンA®　一錠
ニトラゼパム（五mg）　二錠
一×（眠前）
(3) 肝庇護剤、痛風薬、糖尿薬など

以降、眠前薬をのぞいて、処方は変わらず患者は一年三カ月後に二回目の入院となった。

レボメプロマジンとアミトリプチリンの追加は、患者が仕事を終えて緊張が緩んだときの「仕事がきつい。仕事がなければいい」の発言や夕方に多い気分の不安定さに配慮したか、「抑うつ」と判断したのであろう。しかし次回の大幅な内容変更は治療者の意図がはっきりしない。一見風変わりの処方である。まさか薬価の高い薬を選んで使ったわけではなかろう。スルピリドの使用は賦活作用や被害感の改善を期待したのかもしれない。ブロムペリドールとトラゾドンは「仕事中に社長の視線を感じる。ああしろ、こうしろと色々言われる」と言う患者に強迫感や被害感、抑うつ感を察知して使ったのだろうか。たしかに患者はその夏に両側の隣家が風鈴をつけたことで狙われている気がすると語っている。冬になっても取り外されなかった。しかし患者には妄想知覚・妄想着想時の緊迫感は少なく、治療者の問いにあえて「気になる」と答えている印象があり、切迫感はなく、恐怖や不安が汎化していない。気まぐれな風鈴の音を刺激的に感じたのであろう（一般に風鈴の音を風流として楽しめるのは心身に余裕があるときである。徴候感覚の強い人は、窓越しに聞こえる隣家の風鈴の音が微かであればあるほど何事か不吉な前ぶれととらえて過敏になることがある）。患者の疲労が聴覚過敏を増幅していたのだろうとカルテを読んで解釈した。おそらくトラゾドンとレボメプロマジンが夕方に重点がおかれたのは、レボメプロマジンとアミトリプチリンの使用と同じ意図があったと推測できないこともない。

さて、二回目の入院は休養目的であり、患者はゆっくり休みたいと望んだが、「仕事を休んで部屋にこもるのは良くない」と主治医に反対され、患者は入院してまもなくから仕事を再開して三カ月で退院した。その一カ月後の夏から私が外来治療を担当することになった。

患者はがっしりした体格をしていた。体重は七一kgあったが、肥満した身体ではなく、全身がしまっていた。年齢に比して若く見えた。礼儀正しく笑顔も見せて、ゆったり感がまったくない人ではなかった（防衛的な笑顔で身体や態度はやや硬くぎこちなかった）。だが、「仕事は精神的に疲れる。機械を止めずにトイレに行けと言われる。これが辛い」「ちょっとしたミスでも注意されると怖くなる」と、前医時代からのメインテーマを語った。「仕事中は便意や尿意がちょくちょくあるけど、人目があるので席をたつのに一大決心がいる」と言う。生活リズムは、朝五時頃目覚めてトイレにいって、その後ウトウトして七時に起きて朝食をとり出勤する。「朝起きて会社に行って家に帰ってきたら夕飯を食べて寝るだけ。時間に余裕がない」「家に帰ったら仕事のことを忘れたいのに残ってしまう。十時に就床する」と言う。睡眠は熟眠感がない。疲労の解消法を訊ねると、「家にいても落ち着かない。不況で休みが多いので、仕事のない日は十時まで布団の中にいる。気分が落ち着く」と答えた。家族によれば、就労してから五〜六年になる。朝がとくに辛そうで、「きょうは会社を休もうかな」と言いながら休まなかった。家でも「疲れた」とよく言うとのことであった。

当初はもっぱら気疲れが話題になった。気疲れは身体の疲れとは比較にならないと言う。患者のサポートに終始した。三カ月後に、眠前薬をベゲタミンB®一錠＋エチゾラム三mgに変更した。定時薬には手をつけなかった。処方する側の医師に過信は禁物である。とりあえず安定している患者に、担当して間もない、確固とした治療関係ができる前の時点での変薬は急がない方が間違いが少ないからである。

関係が安定しはじめてから、面接の話題を私生活の味付け、勤務中の息の抜き方、緊張のほぐし方、休日の楽しみ方などに徐々にシフトした。「仕事をサボれるようになれば、さぞ楽になるだろうね」と呟くと、彼は「それができないから困るんですよ」と笑って答えることもあった。それでも、仕事が終わると「ホッとした感じがする。気分がほぐれる」という感覚が持てるようになっていた。暮れに両親が来院した。彼は家族と調和して、いい子である。会社で何かあると沈み込むが、気分がいいと植物園や公園、子ども連れが多い行楽地に出かけることがあるとのことであった。患者もそれを認めた。「息抜きになる」と言う。そのうち患者はクラシック音楽ファンであると知った。レコードを聞いていると厭なことが忘れられる。コレクションが百枚ほどあると話した。歴代の主治医は知らなかった(カルテに一行の記載すらない)。わずかではあったが、疲労や緊張の話題は何度も回帰しながら、そこに留まらず、外れはじめた。翌春は両親と花見に行ったり、一人でS海岸に行き、船で洞穴巡りをして気分転換になったと報告した。どうやら風向きが変化しだした。

初秋のことである。「体調が悪いと言って仕事を休んだ」と彼は報告した。カルテには、診察室に入った時から、いつにも増して柔らかな表情・態度で、楽そうな様子であると書いている。印象的な日であった。以降しばらくの間、言語表現がいっそう増え、身体の硬さが減った。肩が丸くなって、見た目の緊張感はグンととれた。「仕事中心の毎日で気苦労を重ねて一カ月の給料が＊万円、どうも引き合わない気がする」「辛いことが自覚できるようになった。以前は辛さが分からなかった」と語った。暮れに父親が来院して言うには、「帰宅してから会社のことをよく話す。夜は元気で母親と話し込んだりしている。朝は直前まで出勤を迷っている」。私は父親に、仕事に使われて自分の生活をすべて犠牲にするのはどんなものか、とだけ伝えた。

担当して二年目の春、仕事が辛くてと沈んでいる患者に、「それでも頑張る？」と訊ねてみた（勤務して八年をすぎる患者に、暗に、辞めて骨休めをしたらの意があった）。「家でブラブラしてても仕方ないし」と彼は答えた。翌月患者は新しいステレオを買った。「楽しみが増えた」。五月に四年ぶりに一泊の家族旅行をした。ある日、「いい匂いがしますね」と彼は診察室を見渡し、飾られていた百合の花を発見した。その秋以降、会社は原材料の入荷が減り、患者は実質的に休みが多くなった。「後ろめたくなく休めて良い」と喜ぶ。患者は休みが増えてから、目立ってリキミのない自然な感じになった。機を同じく初めて定時薬を二割減薬した（トラゾドンの夕分は一錠にした）。

このケースにタッチしていないケースワーカーが、診察が終わって帰宅途中の患者とたまたますれ違った。患者はごくふつうの会釈をし、病院帰りの患者さんという周囲を意識した様子がなく、ただの顔見知りといった風情だった。一般に自らを患者と規定している患者は、どこかぎこちなく、時に卑屈な感じを与えがちだが、彼にはなかったと印象を述べた。私が経過の長い患者に求める回復像である。

会社の仕事はさらに減った。月の半分は休日になった。患者は退屈せず、旅行に行き、サイクリングをしたり、音楽を楽しんだ。「この数年ではじめて」と歓迎した。私も同じ意見であり彼の生活を支持した。不況で仕事の入荷がなくなるというハプニングによって、彼に安堵感、リラックス感、余裕が生まれた。なによりもあの強い緊張とプレッシャーがなくなったのである。患者は生き生きとして声のトーンまで変化した。しみじみとした声で話をするようになった。私が担当して二年十カ月後に事実上退社に決まった。一方、不況のため仕事がなくなったとはいえ、両親は彼の将来を懸念した。食事の時に、「仕事をどうするのか、親が死んだらどうするんだ」「働いていないとダメになる」と心配した（実際は、本人用の蓄えがあり経済的に心配する必要は全くなかった。本音は、何もしないでいると息子が怠け者になってしまう怖れと担当医の治療観が影響していた。いわゆる「荒廃化」論である）。「働かないで家でゴロゴロしていると、これからますます何もできなくなるんじゃないか」と不安に思う。「心配で眠れないほどです」と語った。私は「チャンとした治療関係を維持して関わっているかぎり、荒廃することはない。それは数十年以前の考え方である。荒廃状態の入院患者が数名いないわけではないが、二〜三世代前の治療の未熟や滅多にない本人の不幸な経緯が原因である。今の時代に存在しないと言って過言ではない。だいいち彼の生き生きした様子にそのような気配がありますか。ヒトはそれほどヤワではありません。仕事のプレッシャーから解放された今が大切です。のびのびさせてやって下さい。そのうちバイトでもやりたいと自分から言い出しますよ」と話し、親の不安を汲んだ。患者によると親はその後あまり言わなくなったとのことであった。それから二カ月後、母親は「ゆったりした感じがある」「病人らしくなくなった」と喜んだ。

年が明けてから、さらにスルピリドは五〇〇mgに、ペルフェナジンは一五mgに減薬した。

患者は糖尿病があり、早足散歩、サイクリング、そしてダイエットを続けている。仕事を辞めてから患者は一変した。糖尿の管理をはじめ身体に気配りしながら、のんびり生活し、生活にメリハリをつける工夫をしている。疲労を訴えなくなって久しい。五年目の秋、患者は顔色が良く、「元気」と言う。散歩中にスーパーでバイト募集の広告を見て、どんなものかと思い電話で打診した。年齢、経歴を聞かれて断られた。自信はなかったんですけどと照れた。

最後に、母親のコメントを記しておく。「とても明るくなって元気。今朝もいい笑顔をしていた。七時頃起きる。これ以上の望みはない」。「冗談も言うんですよ」。患者は高齢の両親に付き添って、泊まりがけの旅行に出たり、月に一度は一人で観光バスの格安パックツアーを利用して、日帰り旅行を楽しんでいる。

七

患者は一九七〇年代後半に入院し、退院まで九年を要した。当時の平均的精神医療では、単に幻聴があるという理由で入院を勧められるか、実際入院したケースも珍しくなかったので、荒れていた患者が往診収容されて強制入院になったとしても不思議ではない。だが、「入院理由がわからない」と主張する患者に対して、彼の行為の反社会性（反家族性？）を具体的に指摘し、それを入院の理由にしたのは理詰めにすぎて治療的でない。担当医の熱心さがしばしば患者を責め、押し問答になった。たとえ家族の報告が事実であっても、治療者には患者の行為を社会的・道徳的な善悪のレベルで判断する資格も権利もない。まして治療者が人並み以上に人格者でも道徳家でもないのは言うまでもない。そのような行為をとらざるを得なかった患者の気持ちに視点をおくべきであった。精神科医がはじめに取りかかる仕事である。それには最初の面接で担当医が、「こうした強引な入院になったのはやむをえなかったとはいえ、残念なことだった」と遺憾の気持ちを表明しておく方が良かった[注3]（担当したのは往診したヴェテラン医ではなく、大学から派遣された若い医師だった。ふつう大学では、必要ならいつでも治療者が患者に遺憾の気持ちを伝える大切さを教えていない。学生を教育するスタッフにしても、己がやっていないことは教えようがない）。「気持ちを汲む」とは患者の言い分を聞き、行為にいたるまでの状況と心情を理解し共感する営為である。その過程において、患者はほとんど例外なく窮地にいる時の苦しさと辛さを表現するだろう。病者の心情がわれわれの理解の枠組を超えることはごく稀である。実際、患者は家族を困らせる行為に至るまでの理解可能な動機を語っているが、それは担当医の関心を呼ばず無視された。患者の気持ちが受容されていれば、「入院理由がわからない」という発言は自然消滅したであろう。患者はプライドを傷つけられ、後年まで不満が続いたのは不幸なことだった。

九年間の入院生活はいかにも長すぎたが、長期化したのは時代の影響を免れないにしても、往診収容という強制入院によって、安定した治療関係が築かれるまでにかかった時間と相関している可能性がないとは言えないだろう。

八

分裂病者はとりまく世界が脅威に満ち満ちている状況にいても、他者に行動に及ぶことはあったとしても少なく、トラブルは限定され、多くは内閉し自閉する。攻撃する場合は、その対象は自分自身か家族に対してである。なかには切羽詰まって窮余の策として、攻撃の矛先を世界（社会）や行きがかりの人に転じた不幸なケースもないわけではないが、いずれにしても、われわれは行為の背景にある事情を理解しようと努めることが大切であろう。行為の善悪・正常性（異常性）を面接の話題にして得るものはなにひとつなく、失うもののほうが多いと思われる。とりわけ患者にとって質の良い回復の萌芽となるであろう矜持が失われやすい。そういう面接では患者はへこまされ、縮こまるか、硬くなって孤独に沈黙するか、いっそう荒れるコースを辿ることになる。

九

人は病気と診断された時から「患者」と呼ばれ、一般社会では自明のことであった対等性が医療の場では奪われる。入院した瞬間から患者と治療スタッフの間に厳然たるヒエラルキーが発生する。患者の立場は治療を受ける者としての弱者にならざるを得ない。入院という事態には、患者は文句を言わずにすべてを治療者（病院）に委ねて我慢をしなさいという拘束と強制が含意される。弱者になった患者に環境があらたな病理を生むことも少なくないと考えられる。だからこそ治療関係や治療環境が病の回復に無視できない影響力を持つのである。精神科だけでなく、治療者側には弱者をさらに弱化させない姿勢が求められてしかるべきだろう。治療者は診断が何であれ、弱者になった病者の二次的な病理（症状、不安、気持ち）を念頭に置いておく必要があり、環境による病理を最小にし、患者や家族を萎縮させない工夫が大切であると私は思う。

精神科の入院治療は、一般科よりも環境の病理が働きやすいだろう。当院をはじめ、古い病院はどこも構造的に居住空間が狭い上に収納スペースが少ない。煙草やお菓子の盗難が日常的にあり、小さなトラブルが絶えないのは困ったことである（当院が多少自慢できるのは中庭のグランドと多摩川まで徒歩で数分の場所にあることか）。空間がたっぷりある新築の病院はそれだけで魅力的である。私が北海道で短期間勤めた病院は新築されたばかりであった。部屋や廊下、ロビーは広くゆったりしていた。鉄格子はなく、強化プラスチックの窓であった。全館に床暖房が利いていて病棟は快適であった。患者は概してのんびりしていた（アンダースタッフのため、患者に対する個々の治療的関与が少ないこともののんびりしたムードを作る一因だった。いくつかの部屋や施設が利用されなかった。もったいないことである）。

たしかに物理的・空間的環境[注4]が与える治療効果は無視できないだろう。しかし、それが治療を決定的に左右するはずもなく、第一居住性の良い病棟を即座に建てることは不可能である。ここで重要なことは何といっても、医師、看護者、CW（ケースワーカー）、CP（臨床心理士）などトータルなスタッフによる治療環境である。給食課が、とかくマンネリ化しやすい献立に工夫を加えておいしい食事を提供するサービス精神も治療環境に含まれるだろう。精神科の入院治療がかかえる問題のひとつは、治療の名目で管理と強制、拘束が優先され、そのために患者の自然治癒力を萎えさせるか、士気を下げるか、こじらす要因があることである。だが、スタッフの治療的なソフトウェアによって、精神科の管理性や強制力を発動しないですむ場合が実際は多いのである。例えば、患者を社会の一市民として遇するスタッフの言葉や態度は当たり前とはいえ、それだけで向精神薬の数十mgと同じ鎮静的効果があるだろう。隔離室を使用する場合でも、「残念だけど」「申し訳ないが」の一言で患者は潔く入室することがある。[注5]われわれの治療にはある程度の強制力が必要になる場面があるけれども、常にそれがないと困るというものではなく、なければそれに勝ることはない。患者・治療者間にしっかりした信頼関係（患者が治療者に対して都合の悪いことを言っても受容される関係）があれば、その種の強制力を意識することが少なくなると思われる。

十

サリヴァンのいう「verbal psychotherapy はない、あるのは vocal psychotherapy である」は卓見であって、治療者のキャリアを問わない基本的な治療技法である。治療者の包み込むような音調が、弱者としての病者（西欧の病者の自我にはあてはまらない概念かもしれないが、中井久夫は神経症と異なり、精神病レベルの患者においては人種や文化の差はなく、病態の本質的なところでは人間はみな同じであると言う）の不安をさぞ和らげたことだろう。

一般に、シャープな論理性を求める治療を行うとき、verbal psychotherapy になりがちである。音調に抑揚がなく声に暖かみがない。治療者も人間であるという感じが失われ、ロボットが機械的に話すような感情のこもらない声になるだろう。患者は医師を信用するだろうか。曖昧さを許さない、硬い治療はとかく独りよがりになって、患者の回復を急いでしまうことがある。回復にはどう頑張っても必要十分量の時間がいるものである。待つことも治療なのである。治療者・患者間に情緒的共感があれば、待ち時間を長く感じさせないであろう。また、治療者の表情、身振り、手振り、一挙手一投足にも、広い意味での vocal な治療性がある。例えば、入院患者の面接は患者をマイクで呼ばず、治療者が病棟に入って直接患者に呼びかける方が断然治療的である。それができないとき、われわれは看護者に頼んだり、マイクを使って患者を呼び出すが、それにも文字通りvocal性が大切になる。外来でも同様である。治療者が待合室に出向いて診察室に招くことが望ましい。面倒と思わずにやってみるとよいだろう。研修医にぜひ勧めたい。ささいなことだが、不安な思いで待つ患者の緊張を和らげるだけでなく、精神科受診の際の敷居を低くするだろうと私は思う。自分が病んだときを想像するまでもないことである。

現実は、患者数が多くなると実践は難しくなるけれども、マイクは使わず看護婦が患者を呼びに行き、われわれが診察室の戸口で扉を開けて患者を招き入れることはできる。順番が来て呼ばれた患者が診察室に入るとき、医者が深々とした椅子に座っている日常的な診察風景は彼らにどう映るだろうか。「お馴染みさん」の患者は、習慣的に診察はこんなものだと割り切っているかもしれないが、新患にとってはどうだろう。緊張に拍車をかけることにならないか。精神病患者はそういうことに無頓着であると断言する医師は、彼らの心性から遠いところにいる超健康者であって、精神病者の治療に不向きなタイプであろうと私は思う。彼らは過敏にすぎるほど、場の雰囲気に影響される。例え、患者が精神運動興奮状態にあっても、一時的に興奮が治まる凪の時間は、場の雰囲気で大きく変わるだろう。

家族も同じである。わが子がはじめて病気になった家族は、医師に面会と病状の説明を受けに何度でも来る。この時、家族が治療者に期待するのは患者の病気の状態や見通しにかぎらない。治療者の知的にすぎる説明は家族をガッカリさせ、不安を増幅するかもしれない。患者に対する治療者の共感やvocal性が非常時の家族を安心させるのではないだろうか。それが病院を選べない家族に対して、わが子の治療を任せ下駄を預けようという気にさせるのではないか。入院初期に初発患者の家族とトラブルが起きるケースが稀でない。その責任は主に医師側にあるだろう。立場上弱者である家族の心情に、われわれの配慮不足があると思う。とくに家族が感応性に病的に近い状態の場合は、治療者側の不注意な言葉や態度が治療不信の源になる。家族の不安を職業的知性で対応すれば、治療上の合意や波長あわせが押しつけになり、「惻隠の情」や悼みの情に欠けた温もりのない印象を家族に与えることだろう。それが関係を紛糾させる要因になる場合があると考えられる。医師が患者や家族に信頼されるためには、情緒的共感が支えとして大切である。それなしには医師は抑圧者・強者的存在となって、彼らは胸襟を開かないだろうし、信頼を得るのは難しい。

さしあたり、われわれは、前夜の不眠や深酒はもとより生理的条件（排尿・排便・空腹など）をないがしろにしないようにしよう。治療者の心身の不調が日常の診察スタイルを簡略にしたり、粗くするので自戒したいことである。

十一

他科は知らないが、精神医療は治療者に豊かな「情」が求められる医療である。「知性」がなければまともな治療はできないが、精神科はヒトの「こころ」を対象にするのであるから、患者の「心情」を理解する感性と竿をさしても流されない「情」が必要であろう。

患者は諸々の環境（治療環境も含む）の中で、「こころ」が傷つき、翻弄されて歩んできたと言ってよい。分裂病者がもっとも希求するのは「こころの平和」であり、「安全」である。治療者の「論理」ではなく、「情感」である。治療者と患者が精神の深いところで共有できるのは、安定した良好な治療関係に支えられた「同じ生命をもつヒトとしての情」であろう。治療者の表情を見て「先生、きょうはお疲れのようですね」という患者の発言には儀礼的、習慣的意味合いはほとんどない。誰も声高には言わないが、治療者のひそやかな「惻隠の情」が理論や仮説をこえて、回復の進め手になったケースが少なくない。治療者には“hot”な心情と「サービス精神」が必要であると私は思う。[注6]私はそれらを精神科治療の vocal 性と呼びたい。

十二

〔症例2〕は一回目に退院する約一年前から外作業に出ていた。仕事が入院生活の全てになっていた。週末の外泊を休養日にしていた。退院後も続けた。その間の乾燥して憩いのない生活は外来治療の項に書いた。もとより外作業が治療的に良くないとか、治療に値しないなどと言うつもりはないが、患者に余力がないとき、就労は担当医の十分な支持と疲労に対する配慮や労りがなければ、治療者側の一方的な圧力にしかならない。治療のマンネリ化が、「からだ」が外見的に屈強に見えて

準安定状態にいる慢性患者を対象に就労を促したという歴史が精神医療にある。彼の場合もそうした一面があった。[注7]

この辺りの事情は現在は変わっているだろうか。昨今の精神科リハビリは徐々に洗練されてきている。関係スタッフは患者（敢えて精神障害者と言わない）の易疲労性や緊張感に配慮するようになった。しかし、まだまだ粗く、甘いと思う。例えば、〔症例2〕のような寛解段階の患者は、ステップアップと称してもっと働くことが要求される。患者がようやく疲労を自覚できるようになり、自発的に息抜きをして作業をペースダウンすると、怠けているとかサボっていると評価されることがあると聞く。むしろ患者が疲労を能動的に表現できるようになったことに評価の視点を置く方が長い目で見て稔りがあるだろう。

仕事（作業など）が患者の治療に取り入れられたのは、働いて動かないと怠惰になり、人間として何もできなくなるという治療観によるものであった。これは高度文明社会では一般的な考え方であろう。精神病治療のスペシャリストである精神科医でさえ、ほとんどがそう考えた（と思う）。家族の側にしても、患者が職に就かず、家でゴロゴロ・ブラブラした生活を送るのは受け入れがたいことである。「この子は怠け者になってしまう、ダメになる」と不安に感じて当然であろう。その点で治療者と家族の意見は容易に一致した。一方、患者は自分が怠け者になるとか、ダメになると必ずしも考えているわけではない。むしろ治療者や家族以上に、「働かざる者は食うべからず」的な社会規範にとらわれているのであって、とくに成人の男性患者は就労経験の有無にかかわらず、就労

（あるいは中年期になっても勉学）[注8]にこだわり焦る傾向が強い。働いていない自分に負い目を感じているのである。長い入院患者は就労意欲がないように見えるかもしれないが、それは表面的な観察にすぎる。病的体験に振り回されている患者はともかく、寛解段階によってニュアンスは異なるが、回復が滞っている慢性患者の多くも仕事を意識しているのが常である。就労したいために退院を焦り、結果的に不安定に経過して退院が無理になる患者が少なくない。他科の患者と同等以上に、［退院＝就労］と考えるのが精神科の患者であり、社会で働く多数派の一員になることを望んでいるのである。「仕事ができそうにないから退院できない」「退院したくない」と諦めている院内寛解者や「仕事に自信がない」と退院を躊躇する患者もいて、やはり就労が彼らの大きなテーマになっていると思われる。[注9]こうして退院後の生活は仕事に就くことが患者本人と治療者、家族の一致した目標になった。

けれども長期的に見て、ここに大きな落とし穴があったのである。明らかに時期尚早な就労によって、半年ももたずに再発入院した患者がなんと多かったことか！　皆、疲労困憊し、それに不眠があいまって病像が重くなっていた。荒れた末に家庭や社会で逸脱的行動を起こして警察がらみになったり、自殺未遂で入院したケースがまことに多かった。再入院患者のカルテを見なおすとわかるだろう。その人たちの中には同じパターンの入院を何回か繰り返して、今も病棟に残っているケースもいる。〔症例2〕は入院中から近くの工場で働いていたのだが、彼にとって仕事を続けていれば、そのうち退院になるという希望があった。まさに頑張るしかなかった。そして退院した。

だが、その後の仕事には大変な緊張と気疲れが待っていた。朝から夕方まで働き、あとは食事をして寝るだけの潤いのない生活になった。家庭では不機嫌な状態だった。外来受診日は晴れて早退できる日であり、「気持ちの上で楽です」と言ったこともある。そこまで追いつめられても大きなトラブルがなかったのは幸運であった。彼の忍耐と自制によると考えて良いだろう。大概のケースはその状況で潰れていた。家族がいない男子単身者は仕事が終わっても、苦手な食事の支度があり、生活に時間的、身体的、精神的「ゆとり」がない。生活が荒んで夕食を酒ですます患者もいた。このごろは終夜営業するコンビニが方々にあって、弁当を買う人もいるが、それにしても味気ない生活であることに変わりがなく、憩いのない生活は長続きしがたい。中井久夫の言う「こころのうぶ毛」が徐々にすり減ってしまう状況に入り込むケースが少数でない。一方、〔症例1〕は馴染みの食堂を見つけ、そこを憩いの場にしていた。それは彼が仕事に就いていないために可能だったのではない——単純に未就労を理由にするなら、働いている患者は仕事を辞めれば生活上の問題が解決すると結論されることになるが、現実はまるで違う。私は、こころの「ゆとり」と「柔軟さ」、「懐の深さ」によるのだろうと考える。検討は後に譲る。

十三

患者が働いてはいけないと主張するつもりは私には毛頭ない。働くことは誰にとってもプライドの拠り所であり、その人の矜持にかかわる大切なことである。

だが、分裂病者がようやく病から回復して(回復しつつあって)、いきなり就労するとしたら、労働が与える心身への負担はわれわれの想像を絶すると言ってよい。彼らが長い療養生活の後に薬物を服用しながら働くことは容易ならない事態であると念頭に置くべきであるし、易疲労性を軽々しく考えてはいけないと思う。彼らの高い感受性と安全保障感の希求は、目覚めている間中、周囲にまんべんとなく神経(頭、気持ち、こころ)を消費させ、疲れさせる。回復度が高く、疲労の感覚が意識にのぼり自覚できる患者のほとんどが、「身体の疲れよりも気疲れの方が大きい」と言う。彼らは疲れの解消法は寝ることと答えるが、それでも一晩の睡眠で疲れがとれることはないらしい。休日は二十時間に及ぶ睡眠をとる患者もいるほどで、食事時間のほかは寝て過ごすのである。事実、家庭で療養する患者に週に一度、あるいは十日に一度、「いくら寝ても眠くて、食事もとらずに一日中寝ていました」と報告する例が多い。同じ頻度で全不眠や強い入眠困難があることも知られている。宮崎留吉氏のいう外来前夜の不眠に限らないのである。回復がすすむと過眠の日は半月から一カ月に一度と徐々に減る。不眠や入眠困難も同様である。

ここで「ヒトは何故働くのか」の命題はひとまずおくかわりに、分裂病者に対して

(1)　就労(就学・復学)を待ってもらうことの意味

(2)　患者に就労を促すこと・急かせることの害

(3)　就労して得られる貴重なもの

（4）働いていない患者の気持ちについて簡略に考察してみたい。

⑴就労（就学・復学）を待ってもらうことの意味

私が退院患者に就労を待ってもらう最大の理由は、早い就労者の再発率が極度に高いという経験的事実に基づいている。その事実が意味するものを考察する必要があるだろう。

退院患者には、睡眠だけを例にとっても上記のような現象が認められる。これは患者の生活リズムが規則化するまでの期間に起こり、珍しくない。退院したらすべてOKということにならないのである。分裂病者は待つことが苦手で焦りやすい人たちで、すぐにでも仕事をしたいと言うが、彼らの希望が実現するには、生活リズム、身体のリズム（睡眠・生理的リズム）が安定することが重要な指標になると思う。自律神経系が安定してからの就労が長期的に見て得策である上、仕事に定着する条件になる。また、安定した健康状態の維持には身体感覚の再生が必要である。フィードバック機能が動き出すと、身体からの警告を無視しないで、休むとか、寝るとか、仕事中なら意識的に息抜きをするか、早退するなどの柔軟な対応を可能にするであろう。

家族の中には、患者の入院時に「働けるようになるまで病院で完全に良くして欲しい」と言い、治療者に過剰な期待をする家族もいるが、入院治療の本来の目標は患者が家庭や社会に戻って平穏に生活できるような状態になってもらうことにある。「そのための準備をするのが入院治療なのです」「家庭で生活しながら、本当の意味での回復の仕上げをしてもらうのです」と説明して、働くのは日常生活が穏やかに送れて規則的なリズムができてからにするのが良いと思うと私なら話す。

私はこの章で、患者の退院に際して自分の方から就労を口にしたり、促したりしないと書いた。むしろ、「働きたいでしょうが、時期を待ちましょう。世の中から仕事がなくなることはまずありません。健康作りの方が今は大事です。そのうち働いても大丈夫と思える時が来ます。その時まで働きたい気持ちを暖めて大切にしておいて下さい。自分で何となく分かります。その時は私も賛成する時期と大きな違いはないでしょう」「当分は家でのんびりしよう。ゴロゴロして過ごしてもいいし、昼寝もして下さい。何かやりたいことがあったらやってもいいです。ただ、自分が思っているよりも疲れやすいので、布団は敷きっぱなしにしておいて、疲れたら寝るか横になって休んで下さい」と家族の目前で患者に話し、同時に家族に協力をお願いする。家族の〔不安〕＝〔ゴロゴロしていて怠け者にならないか〕については、他の病院に入院したことのある再発患者や引継患者は私と正反対の見通し、つまり「働かないと人間として自分で何もやれなくなる。ダメになってしまう」と聞かされていることが圧倒的に多いので、〔症例2〕の家族に説明したような内容を伝える。信頼関係ができていれば家族は納得する。医者の肩書きをかさにきた説明になったり、家族の弱みをついた説得にならなければ、担当医の意見を受け入れてくれるというのが私の印象である。[注10]

入院前まで就労、就学していたケースは復帰するまでの時間的猶予が限定されているので、退院後は許される期間を家庭で休養してもらい、どうやっても無理なケースは別だが（それでも大学生なら最大八年間の猶予期間があるので、留年を勧めることもある。学生の一年間は取り返しがつくからである）、慎重に復帰させる。事情は入院中からわかっているので、普段の診察時から準備をしておく。疲れ易さ、睡眠、無理、焦り、知覚変容発作のこと、息抜きの仕方、休日の過ごし方などを話題にする。身体の種々のサイン（頭痛、だるさ、便秘・下痢など）を目安にして、頭（気持ち）を身体に付き合わせると健康管理がしやすいだろうと話しておく。

ただでさえ待つ身は辛いのに、しかもいつまで待ったらいいのかはっきりしないことは、患者にとって大変な我慢を必要とする。治療者が猶予した期間を説得で待ってくれる患者の心情は、治療者によせる信頼に依拠するだろう。「まとめて休めるのは学生時代と病気になった時くらいしかないし、今後の人生で二度とないことかもしれない。この自由時間は疲れたら止めることにしてどう使っても良い」と支持的に話し、これまではやりたくてもやれなかったことをしても良いだろうし、ブラブラしていても良いと診察の話題にする。ここで反対に治療者が「ブラブラしているのは時間の無駄である」と患者に言うとしたら、働いていない患者の負い目を逆なでして焦りを駆り立て、気持ちを荒立てると思う。

この休養期間中に――およそ半年から数年に及ぶ。治療者も待つ姿勢が大切である――心身に「ゆとり」が生まれ、狭窄していた患者の視野は広がりを見せはじめる。緊張がほぐれてくつろいだ様子は診察時にひと目でわかるものである。そろそろ就労（就学・復学）のタイミングである。就労に限らないが、患者はひとりで密かに何ごとかを試している場合が多い。ある日唐突に、「仕事に就きました」「アルバイトが決まりました」「学校に戻ることにしました」と患者が事後的に報告することがある。例えば、〔症例1〕は求人に応募して採用されたものの、職場が「大変なところ」だったので即座に辞めてアパートに戻った。「症例2」はスーパーのアルバイトに応募した。年齢と経験がないために断られた。二人とも就労にチャレンジして失敗したが落胆していない。心身に余裕があると次の機会を待てるのである。一般に、この時期の患者は表情が豊かで、身体にしまりがあり、歩行や動作に軽快さが見られ、そして頭髪や衣服が整ってくる。

「病み上がり」の休養に合意して待った患者に特徴的なことは、家庭内の暴力沙汰や社会的逸脱行動、自殺行動がない、あってもごく稀であると強調しておく。

(2)患者に就労を促すこと・急かせることの害

(1)と正反対の極にある。患者が就労を望む理由に社会の多数派の一員になることと仕事をしていない「負い目」があると書いた。社会から就労を要請された時代もあったが、低成長時代の現在はどうだろう？

患者の多くは退院すると焦りにより、日常の生活リズムや身体のリズムが定着する前に働こうとし、また、昨今でも治療者の方が働くことを促すのも珍しくなく、むしろ多い。しかし、身体感覚が意識にのぼらず、身体からのフィードバックが機能していない回復段階で働くのは至難の業である。一週間あるいは半月なら働けるかもしれないが、とうてい長く勤めるのは困難である。分裂病者の能力を低く見積もるのではない。高度な仕事に就いている人も大勢いる。今更言い添えることではないだろう。長い「病み上がり」の心身で働くことは難しいと思う。あたかも台風が去った後の瓦礫の中を歩み始めるようなものである。「もう病気にはならない。これからまた仕事をするんだ」と意気込んで退院した患者は再入院を前もって予約しているような経過をとった。入院する度に患者は自信を失い、中には退院も仕事も諦めた人がいる。患者は安定しているように見えてもこころの安定は遅れ、揺らいでいるのがふつうである。治療者や家族はそこを甘く見てはいけないだろう。治療者が退院患者の転導に困って、安易に患者に就労を促すことがなかったとは言えないと穏やかに言おう。ある種の強さを持った患者は頑張って働いたが、彼らも硬く生気がなかった。私生活を犠牲にして働く機械になっていた。外来で彼らの表情や姿を見る度に気になった。無理な就労は「こころのうぶ毛」を摩耗させるのである。〔症例2〕の回復は半ばの回復でしかなく、柔らかさがなくて生活を楽しむことができなかったが、仕事を辞めてからの患者はわずかに変化した。秤量化しえない薄皮一〜二枚の違いだとしても、生き生きとしたのびやかさが認められた。私はこれを重要な変化と考えるが、一般には、患者のより高いレベルの回復と見なすかどうかは、治療者が患者に求める回復像や人生観によるだろうと思う。なにしろ精神科では患者の回復についてのコンセンサスが未だにないのである。向後も当分得られないかもしれない。仮に得られたとしても〔就労＝回復〕では断じてなく、就労は回復の目安にならないと私は思う。ひと昔前ならば回復の目安にしたのだろうが、われわれが求める患者の回復レベルはハードルを数段上げて見直す時期が来ていると考える。

(3)就労して得られる貴重なもの

労働によって得る報酬もそうだが、社会への「参加感」・「帰属感」が貴重である。さらに、仕事を軸にした一定の生活サイクルが患者の健康に寄与し、生活にメリハリができて良循環がもたらされると考えられる。仕事をしていないという負い目や周囲の眼差しからも解放されるだろう。一日の仕事を終えてホッとした充足感が持てることが貴重になる。働く患者に対して、「健康作りのために仕事を利用しよう」が私のスローガンである。

質とレベルに違いはあっても、デイケアや作業所に通うことも同じであろう。[注11]

(4)働いていない患者の気持ち

私のケースはほとんどが、就労を待っている間のことを、「こうしていつまでもブラブラしていていいのだろうか」「なにか後ろめたい気がする」「将来が不安だ」と表現する。患者が不安で揺れ動く気持ちや「後ろめたさ」などには治療者の"hot"な支持が欠かせない。「待つのは大仕事だけれど時機を待っているんだよ」と話すことにしている。患者はいずれは働くことを自明に思いながら耐えてくれるのである。待ちきれなくなって、何がなんでも働くという患者が意外に少ないのは、彼らのどこかにブレーキ感覚とでも呼ぶべき何かがあるのか、あるいは再生されつつあるのかもしれない。[注12] 生活臨床でいう能動型の患者も以前の再々の失敗から学ぶのであり、支持があれば待てる人たちである。

十四

これまで主として男性患者の就労や就学、復学を例えにしたが、私の主張は患者が退院したら、数年に及ぶケースも少なくないけれども、しばらくの間は社会的・家庭的義務や拘束からの猶予が性別に関係なく必要だということである。この猶予期間は自然治癒力を発動し、患者の内的部分の健康化を推進するであろうと考える。

今では急性期の患者ですら数カ月で退院させる時代である。これでは外来でよほど慎重に治療を継続しない限り、再発者や慢性患者、自殺者を増やすことはあっても減らすことはないと私がもっとも危惧するところである。とりあえずの鎮静に何ら治療的意味はない。十年と言わないが、数年先の患者を見据えた治療が必要だと強く思う。〔若い〕研修医に期待したい。

本論は、〔症例2〕のかすかな回復(変化)を貴重なものとして記載するつもりだったが、症例と直接には関係のない事柄まで書いた。散漫さをお詫びして以下に各項の簡単なまとめを記す。

(八)われわれは裁判官ではなく、病的行動の善悪を判断する立場にないのであって、行為を責める面接は治療ではない。

(九)人は病気になると患者と呼ばれるうえ、立場上弱者になって、医療環境に内在する病理がもともとの病に更に影響を与える。他科よりは入院期間が長いであろう精神科の治療には物理的・空間的環境も大切であるが、患者を例えば、社会の一市民として遇する治療スタッフのソフトウェアが環境の病理を弱毒化することであろう。

（十）サリヴァンのいうvocal psychotherapyから、治療におけるvocal性について考察し、その工夫を例をあげて述べた。

（十一）精神医療には「知性」と共に"hot"な心情と「サービス精神」が必要である。

（十二）就労や就学、復学に性急な治療は、往々にして患者に再発や硬い回復をもたらす。自殺行動とか家庭内暴力、社会的逸脱行動をとる人も少なくない。

（十三）就労などを急かせることが柔らかい回復を障害する理由を考察し、就労を待ってもらうことのメリットとそのタイミングについて述べた。一般に、待つ時間も良薬である。

《注》

1　診察ではどんなに都合の悪いことでも話して良いと保証し、入院中に治療関係ができてから面接場面での患者の言葉は徐々に豊富になっていた。他のケースでも同じであって、大方の予想に反して寡黙に経過する患者は少ない。

2　一般に長い入院経過を見ていると、非分裂病者でも分裂病的経過を辿ることが珍しくないのは、患者が単調な入院生活や状況に依存せざるをえない弱者であることと関係するかもしれない。分裂病性と無縁でありえない思春期や青年期の適応障害者など自我が未成熟なタイプの患者が特にそうである。定型的でない分裂病者や分裂病辺縁群の人はもとより、非定型精神病者にもその傾向が一部認められる。また、てんかん患者について触れておきたい。この人たちは脳波所見に異常がなくても、爆発性、衝動性が分裂病の精神運動興奮と誤診されることがある。この誤診は病歴を精細に聞けば防ぐことができるが、ひとたび抗精神病薬が投与されると症状を抑えるため過鎮静の状態にされやすい。その病態から分裂病と確定診断されて入院している患者が稀でない。私も二年目に誤診した経験がある。精神運動発作時の症状を幻覚妄想と判断したのである。

分裂病の診断で荒っぽい往診収容を受け、某病院に入院したことがある青年がいた。再び家庭内暴力、幻聴、迷惑行為があるという事前の情報で、研修医が収容目的で往診したことがある。看護士二人と運転手を同伴した。中井久夫の「往診マニュアル」を予備知識にした。看護士は二人とも夜勤明けであった。これはマニュアルにある往診スタッフの条件を満たしていないが、人手の関係でやむをえなかった。往診医は寝具で顔を隠して拒む患者を相手にして話を聞いた。はじめの三時間は入院の必要を認めて患者に注射をするタイミングを計っていた。だが、さらに患者の話を聞いているうちに問題はどうも家族関係にあるとわかり、もはや往診医は強制収容の必要がないと判断していた。両親が一緒なら病院の外来を受診するという患者の希望を受け、受診日を決めて帰院した。たっぷり十時間近い時間をかけた往診になった。面子や威信にこだわらず、時間をかける腹づもりの往診医でなかったら、強制入院になったケースである。患者の異常行動はてんかん気質者のそれであった。その後、患者と家族は通院している。

3　中井久夫がまとめた「往診マニュアル」(一九七〇年前後、わら半紙に書かれたもので、今も不鮮ながらコピー版が残っている。関係者以外には流布していない。九〇年代の現在でも加筆訂正の要がない)は、家族の Moral Support にも触れている。『収容が強制的であった場合は、「あなたの、例えば息子さんをあのようにして連れてこなければならなかったのは、やむを得なかったけれども、まことに不本意であった」と謝する一言が大切である』と。

4　病棟にいるときと違って颯爽として外出する患者が何人もいる。身なりを整え、歩き方まで軽快になる。ある患者は病棟ではベッドで横臥していることが多く、輝きのない視線、力ない緩慢な動作、おぼつかない足取りで時に転ぶこともあったが、CW(ケースワーカー)と自宅まで外出した時は、CWを追い越さんばかりの勢いで力強く歩き転びもしなかった。あまりの変貌ぶりに職員は驚いた。久しぶりの外出を喜んでの現象でもあろうが、病棟生活の単調さ、変化やハプニングの少なさと関係しているとも考えられる。彼の病棟は他と同様に作業や清掃とか給仕などの役割が一切なく、管理的強制が少ない環境にもかかわらず、かように変わるのである。ある程度の寛解状態になると集団の入院環境は患者にストレスの多い場となるのであろうか(例年正月は外泊で病棟の患者数が二〜三割減る。それだけでも病棟は和やかな雰囲気になると看護者は言う)。帰院してから彼はまた生気のない、不安げな状態に戻った。他患と交流の少ないタイプの患者はとくに環境に影響されるようである。彼らは入院中に解決する必要がある事柄が残っていても、いったん退院してもらって外来で事柄の解決を図った方が良いのではないかとつくづく考えさせられる。

5　病棟の開放化を喜んでばかりはいられない。閉鎖病棟並の観察と関与が必要にもかかわらず、通常は半分以下になっていないだろうか。事故も心配だが、慢性化をさらに遷延させることになっていないか。担当医が行方不明になっていないだろうか。

6　それは善意とは断じて異なる。善意による「これだけ一生懸命にやっているのだから」という思いこみが、時として回復が思い通りにいかない患者に対して驕りと失望を生み、反動的に過酷な要求をして、待てなくなることがある。私の言いたいのは、一喜一憂しない、細くても気長な“hot”さであり、患者の心情に応える「サービス精神」のことである。他の職種でこの「サービス精神」がなかったら、とっくに倒産や解散の憂き目にあっているだろう。医療だけが例外ではいけないのである。

7　彼は頑健な体格であった。緊張と気疲れは、「からだ」に現れにくく、疲れを言語化しても担当医に認めてもらえなかった。

8　学齢期に果たせなかった夢、一からやり直したいという願望、将来に向かって自らが頼りとするものとして勉学を選ぶのだろうか。

9　機が熟さないうちに無理に就労したり、就労を促されて失敗を繰り返したケースに認められる。余裕がないときに仕事に就き、緊張で懲り懲りした体験を持つケースも同様である。工場から帰っても手指の振戦が止まらなかった患者がいて、それは薬物の副作用と誤診された。

10　外来担当患者には単身の生保受給者あるいは障害年金受給者が大勢いる。彼らは弱者である。

利にさとい病院や気のない医師に治療関係の継続を放棄されて当院に入院してきた人たちの比率が高い。われわれは、今後は病院探しで苦労しないですむように、努めてストッパー役を引き受け、ＣＷ（ケースワーカー）の協力でなんとかやっているけれども、彼らはあまりにも関係者から就労を急かされた経験が多い人たちである。われわれは彼らに就労を促さない方針でＣＷと意見が一致している。

11　施設自体はその性質上患者を「精神障害者」と規定する必然があるのは仕方がないとしても、そこのスタッフまでが彼らを「精神障害者」と規定しがちであるのは残念である。本来は患者が回復するための一時的な通過点であり、彼らは回復途中の「世間のふつうの一市民」なのである。施設がかつての精神病院の代用にならないように留意しておくことが肝要である。患者を障害者扱いするスタッフの私語を聞いて、憤慨し悲嘆して、不眠に陥った青年がいたことを思い出す。

12　待っている時間や時機を待つこと自体もクスリになるのであって、向精神薬と遜色のない作用があると思う。関与しながら待つ治療にはワイルドな精神病理学や理論を超える力がある。そのうち、患者の内のなにかが薄皮を剝ぐようにして確実に変化するだろう。更なる回復に向かうベクトルで動き出す。

第七章
阪神大震災のヴォランティア活動
――民間医師の私的体験として――

一　はじめに

ヴォランティア体験は被災者の体験と比較にならないほどささやかなものである。だが、ここでは私的体験としてのヴォランティア側の参加事情と活動を通じて得た体験や心身に受けた影響について報告することに何らかの意味があると考えるので、被災者はもとより避難所の状況報告に織りまぜて記載したい。

われわれ精神科医師がヴォランティアとして働くことは、人生に二度とあるかないかのまれな事態である。そのため継時的に記すことにした。内容が散漫・冗長になったことをお許し願いたい。

また、文中では敬称を略した。

二　ヴォランティアに参加した経緯

一月二十六日の昼食時間であった。都下の精神病院に勤務する私宛に電話が入った。特に珍しいことじゃない。夕方と同じく外来患者や家族がしばしば電話してくる時間帯である。しかし今回は違った。神戸大学の中井久夫教授からであった。やや甲高い声で、「神戸は大変なんや、君来てくれへんか」、「何かお手伝いできることがありますか」、「居てくれるだけでもいいんや。君、他の大学の先生たちと一緒に仕事ができるのは一生に一度あるかないかやで」、「いつから」、「今からでも」と先生は言う。たかが民間病院の精神科医である私にまで応援を依頼されるのはよほどのことである。迅速なアクセスを求めているのだろう。阪神大震災は長田区の火災や横倒しになった高速道路などテレビで繰り返し放映され、震災の深刻さが刻々と伝わってきているにもかかわらず、東京で生活する私には対岸の火事だった。目先の仕事がたまっていて新聞を詳しく読めない日が続いていた。しかし予定を全てキャンセルして、明日にでも神戸に行きますと伝えた。もともと当院は神戸大学と浅からぬ因縁がある。中井先生はかつて当院に勤めていたことがあり、その後も関係が継続していた。病院が医師不足の時期に研修医を派遣してくださった。そのうえ、神戸大学で研修後、兵庫県立光風病院で勤務していた小川恵が昨年六月から当院に常勤で赴任していた。彼は早くから震災に遭った神戸を心配していた。一緒に神戸行きを決めた。偶然、名古屋大学の研究生で、私の若い友人の藤城が一週間の予定で当院に泊まり込みで研修に来ていた。彼はフリーハンドである。「あなたも行きますか?」と聞くと、こころよく「ご一緒します」と言う。彼は循環器内科で研修を積んだ経歴がある。向こうで何が起こるかわからない。心強い同伴者だった。まもなく、中井先生から交通手段と神戸大学までの地図が手書きで記されたファックスが届いた。

経営者である院長に約十日間病院を空ける予定を了解してもらった。午後担当患者に事情を伝えた。「大変ですね。気をつけて」と患者は好意的だった。これまでも「先生、今日はお疲れですね」と言って面接を早く切り上げる配慮をしてくれることがあった。大半は分裂病患者である——かれらほど世間に誤解されている人たちはいないのではないか!

翌日は私の外来日だったが、患者は比較的安定していたので、事情をありのまま話して、投薬を主にする診察ですましてもらうように院長にお願いした。個々の外来患者への連絡はほとんど不可能だった。さらに当直のスケジュールを変更した。妻に緊急用の小物資の買い出しと出張の準備を頼み、関西空港行きの航空券を予約した。午後は、ちょっとしたパニックだった。その夜、かねてから予定の医員・心理士の歓送迎会があったが、申し訳のないことに主賓をさしおいて壮行会を兼ねる羽目になってしまった。さすがに二次会はお流れになった。

翌二十七日、三人で八時半に羽田を発ち、関空から船を乗り継ぎメリケンパークに着いた。地面に大きな亀裂が走っていた。テレビや新聞で見た、倒れた高速道路よりも自分の目で見た亀裂のほうが震災の大きさを感じさせ、インパクトが大きかった。消防隊員が忙しく働いていた。船の同乗者のひとりは運び込んだ自転車を早速組み立て始めていた。神戸は坂の多い土地である。彼もヴォランティアであろう。小休止後、われわれは日頃持ち慣れない重い荷物を持って大学病院をめざして歩いた。数年前、精神病理学会の会場になった会館は無事だったが、そのうち半壊したり、倒れかかった民家や商店が散見された。

三　清明寮のこと

午後三時頃大学に着き、医局員が集まっている新病棟の二階の一室に案内された。そこは研修医・医員用の部屋であり、仮の医局になっていた。数人の教室員や研修医とともに中井先生がいた。先生は少し芝居がかった調子で私の手を握りしめ、「やあ、よく来てくれた」と笑みをたたえて迎えてくれた。

（先生は診察や往診で芝居がかることがある。これには理由があるのを私は知っている。時に誤解されることもあるようだが、実はプロの精神科医のパフォーマンスなのだ。今回はわれわれヴォランティアの到着をオーバーに歓迎することで、疲れている教室員の士気をあげる意図が働いていたのだろう。むろんこうした歓迎の表現で、われわれも悪い気がするはずがない。来た甲斐があったというものだ。）

昨年新築された病棟は震災の被害を受けず、電気と水は復旧していた。エアコンが働き、シャワーが使えた。病棟の二階は男女別に研修医と医員の当直室があり、二段ベッドと机・椅子、シャワーが備え付けられていた。カンファレンスルームには救援物資が積まれ、研修医の仮眠室になっていた。他にも幾つかの部屋があった。一階がいわゆる病棟であり、建物は古い病棟の名称だった「清明寮」と呼ばれている。誰がつけたのか、なんとも名前がシャレている。これは真似ても良いだろう。大学病院内にある各科の位置案内図や方向案内板にもチャンと清明寮と表示されている。

（数年前私は神大精神科に招かれたことがあったが、医局員や研修医が清明寮に行ってきます、寮にいますと、寮の名前が頻繁に使われるのを聞いてはじめは何のことかわからず、神戸の先生たちはやたら寮に帰るのだなと不思議に思った記憶がある。）

驚いたことに、すでに九大の精神科から二人のヴォランティア精神科医が活躍していた。被災職員の個人面接が役割だった。公的ルートではなく、中井・松尾先生のホットラインで編成されたのは明らかだった。数週間先まで継続的に交代要員が決まってさえいた。私は派遣を承認し即断した田代信維教授をはじめとする九州人に男気を感じた。のちに九大が公式医療団を派遣する決定をする際、精神科が独自に医師を派遣しているため、精神科を医療団に編入すべきかという議論が起こったらしい。

われわれは九大チームと同様に神大スタッフの当直室に寝かせてもらった。

翌二十八日、私と藤城はさしあたり仕事がなかった。まだヴォランティアというより客人の立場だった。医局にいて研修医と医員、九大チームの仕事ぶりを観察した。そして階下の清明寮を廻ってみた。清明寮では精神科救急も受けていた。事実、重度の心筋梗塞患者が入院していた。藤城は心電図を見て梗塞部位を判定し、ヘルツを図解して梗塞時の症状と治療を教えてくれた。患者の回復は精神科の患者の回復と似ているとも言った。私の勤める病院なら、即座に合併症病棟のある松沢病院などに紹介するケースだった。震災直後に錯乱して刃物で一家心中を図った三人を入院させて治療したという。四十数床のベッドは満杯だったが、緊急用に一床だけ空けていたようだ。医師スタッフの中心は研修医であり、ほとんど連日泊まり込みだった。彼らが昼間毛布にくるまってカンファレンスルームで仮眠している姿をしばしば見た。当直室はヴォランティア医師が利用していたためだが、枕元には内科関係の本が開かれていた。若い研修医たちの活躍は目を見張るものがあった。震災後十一日目の清明寮は安定しているように思えた。

病室や寮の居住環境の良さは羨ましかった。この環境は患者の回復に応分の良い影響を与えることだろう。治療スタッフは患者同士のトラブルなどに忙殺される時間が少なくてすむ。私は、担当の分裂病者が頭に浮かんだ。ここで治療したら、分裂病が抱えるある種の治療困難さや治療と直接の関係がない事柄によって回復をこじらせたり、経過を煩雑にさせる要因が減って回復過程がスムーズになるだろうと私は内心思った。

清明寮の庭には帆船用の万国旗が踊っている。

四　活動を待機する

小川は二十八日から兵庫県立保健センターに詰めた。彼はそれを自明のこととし、地元の神戸の先生たちも適任と認めていた。以降、麻生課長（精神科医である）の助手として、精神科医療体制の状況をまとめ、三十日から保健センターニュースを毎日発行して情報の提供を続けた。（彼は予定を延長して二月十八日まで活動した。）

私と藤城は寮を見学した後、地図を頼りに近くの保健所に行ってみることにした。大学病院の駐車場脇に給水車が待機していた。人々は黙々とそれぞれの容器に水を詰めていた。歩道を行き交う人たちは落ちついていた。道路は渋滞していたが、帰京するまで車のクラクション音を聞いた記憶がない。病院から通り道にある湊川市場のアーケード街の商店は大半が店を開いていた。屋台が何軒か出ていた。威勢のいいかけ声と喧噪はなかったが、買物客は少なくなかった。市場をぬけて左手に兵庫区役所があり、徒歩で十数分の場所にあった。区役所の建物が消防署と一体になっていたのは珍しい光景だった。玄関は道路側が消防署、公園側が区役所である。その裏に保健所があった。湊川公園が隣接し、公園が支援物資の配給所になっていた。そこでも人は忙しく往来していたが整然としていた。病気に例えれば、急性期を過ぎた消耗期の初期に相当するのだろうか。保健所の中は大量の日用物資で雑然として、職員は電話と来訪者の応対に追われていた。午後四時を過ぎていためか、保健室に医師やワーカーはいなかった。そこで、道路を隔てた真正面にある避難所の湊川中学を見に行った。玄関横の校舎前に被災者のための衣類が積まれていた。学校は木造で寒々としていたが、人の出入りが多く、玄関の通路にはNTTの無料電話器とファックスが設置されていた。壁に尋ね人や無事を知らせるメモが無数に張ってあった。中庭に自衛隊の給水車や用途のわからない車両が並んでいた。日赤の医療班はすでに活動していた。ざっと見てから保健センターを訪ねた。センターは保健所と病院のほぼ中間に位置し、清明寮から通うのに便利だった。センターの会議室では麻生と小川が中心となって錯綜する情報を整理していた。兵庫県の地図が壁に張られ、医療スタッフが入っている保健所や避難所の位置に紙札が張り付けられていた。会議室に視察団が出入りし、情報と意見の交換が行われた。われわれは聞くだけだったが、公的ルートによる精神科医療への支援は当分の間難航するだろうと予想された。七時すぎに清明寮に戻った。医局のスタッフが入れ替わっていた。教室員のなかにも被災者が少なくなく、大阪や奈良の避難先から片道三～六時間かけて通う人もいた。そのためかれらの勤務は二日続けて当直し、三日目の夕方帰宅する体制をとっていた。

二十九日、杉林医員がB・ラファエルの『災害が襲うとき　カタストロフィの精神医学』(石丸正訳、みすず書房、一九八九)を参考にし、「災害反応の経過」を簡潔にまとめた。(内容は省略する。)その日の昼間、藤城は心筋梗塞患者の心電図をとり、研修医と治療を検討していたが、保健所とセンターに顔を出したかどうか記憶が定かでない。その夜、安医局長を中心にして食欲・睡眠・気分・

自責感・便秘・身体の緊張など簡単な質問事項をもとにした健康調査票を作成し、百部コピーした。まず初めに被災者の心理状態を大まかに知るため、明日私と藤城は、安と一緒に調査票を持って避難所を訪問してみようということになった。地理的に近い湊川中学が選ばれたのは自然な成りゆきだった。しかし、この試みは被災者の気持ちに対する配慮が甘かったと私は反省している。

五　実際のヴォランティア活動

三十日に私と藤城は、安と共に一、二〇〇人が避難している湊川中学を訪ねた。（避難所が千個所、避難者は三十万人と言われていた。）まず保健室に入った。学校保健婦と倒壊した神戸西市民病院のナースがいた。さらに東京都から派遣された三多摩地区の保健婦チームが四日交代で常駐を始めていた。私が勤める病院に近在する保健所の職員である。日赤医療班と接触はしなかった。安は訪問の主旨を説明し、ナースは了解した。早速、調査票を持ち、われわれは講堂と柔道場に入ってみた。そこは大勢の被災者が雑然としながらも自分の場所を確保していた。人の出入りが活発だった。われわれは、彼らに声をかける気にとうていなれなかった。とりあえず三組に分かれてナース同伴で校内を廻ることにした。私は二階の教室を担当した。どのように声をかけて教室に入るか、それが最初の課題だった。出たとこ勝負であった。ドアをノックして、「こんにちわ、お変わりありませんか？」と言って入室した。いつも病院で夜回診するときの台詞が自然と口から出た。ナースは親しそうに被災者に声をかけ、調査票を渡している。被災者は協力してくれた。私にはできない芸当である。昼間の教室は被災者の半数は外出していて、老人と中年の女性が目立つ。一人ずつ声をかけて、具合はどうかと聞いた。われわれに関心がないようにふるまった人たちは、こちらが話しかけると多弁に話し始めた。声のトーンは高く、緊張が伝わってきた。何でもいいから話を聞いて欲しいという様子があった。教室に暖房器がなく、寒さのため毛布にくるまっている人が多かった。われわれは白衣を着なかった。首にマフラーを巻きつけ、「神戸大学神経科」の名札を付けた外出用のコートを着たままだった。名札をのぞき込む人もいた。無頓着の人もいたが、神経科の名札で拒絶する人はいなかった。私は聞き役に徹した。彼らの話が途切れたときに、「ところで眠れていますか?」と尋ねた。睡眠を何よりも重視したためである。「こんな時に眠れるわけがありまっか」「みな、同じ条件やから仕方ない」と言う。被災者のほとんどに入眠困難や中途覚醒が認められた。朝の六時前後になると、どうしても目覚めてしまうという人もいた。地震が起きた時間帯である。保健所から持参した入眠剤を勧めてみた。「ください」と言う人がいると、「私もお願い」と続く人が出てくる。おおむね、服薬に抵抗がないタイプとまあ試しに飲んでもいいかというタイプ、薬はゴメンというタイプに分かれた。習慣性はないと説明した。寝る前にエチゾラム(etizolam)(〇・五mg)を一錠飲むように指示し、効きが悪いときは二錠飲んでよいと伝えることにしていた。そのうち持参した分が底をつき、私用の分まで差し上げた。フルニトラゼパム(flunitrazepam)(二mg)も利用した。飲まなくても大丈夫そうな人たちは、話をすると判断できたので勧めなかった。イライラを認める人には、クロチアゼパム (clotiazepam) を処方した。どの薬も反応性の症状にはよく効いた。

十分に話を聞いた被災者には調査票を書いてもらったが、やっているうちに気がひけてきた。二〜三の教室を回診してみてリサーチは無理と判断し、ひとまず保健室に戻った。リサーチマインドは所詮私にはない。しばらくの間待機していると、藤城は、とても書いてもらう心境になれなかったと言いながら、申し訳なさそうに戻ってきた。彼の調査票はすべて白紙だった。私はナースに任せて書いてもらうやり方は遠慮した。忙しいナースを使うのは性分に合わない。安はリサーチの必要性を認めながら、それにはあまり熱心でなくなっていた。われわれは避難している被災者に圧倒されていた。

午後からナースの帯同なしで単独で二階と三階の教室を回診した。保健室で待機していても誰も来ない。私は避難所は病院と同じなのだと意識し、教室にいる被災者を病者に見立てた。私は病院の病室を回診するつもりで被災者に応対した。彼らは家や生活の場を一挙に失い、あるいは肉親を失った。心身共に傷ついている人たちである。実際、避難している人たちの大多数は病気を患っている人の顔だった。治療する気（治療マインド）で個別に話を聞いた。一人でやれることは知れているが、ヴォランティアとして滞在する間、それが自分の役割だと勝手に決めた。予想に反して、被災者の中に入眠剤や安定剤を希望する人がいた。

一方、個別診察・問診はボクシングのボディブローのように徐々に私の心身にダメージを与えていたことが後日、明白になった。

その晩、安は被災者心理の特徴と面接での注意事項を「被災者の心理的ケア」にまとめ、医師をふくめたヴォランティア用に配布した。また、東京の桜クリニック・高頭医師からPTSDに関する、鹿児島大学教育学部治療心理学教室教授・久留一郎の文献がファックスで送られてきた。

PTSD（Post-traumatic Stress Disorder）の呼称はともかくとして、ある日突然、災害によって根こそぎ生活基盤を奪われた被災者の心理と障害を理解するのは、精神科医には決して難しいことでない。その時点では予防的に被災者に接して、発症を少なくするのがわれわれの課題である。

三十一日は神戸大学出身で東京の公立病院に勤める加藤医師が参加した。彼は二十八日に神戸にきて、すでに何個所かの避難所を精力的に視察していた。彼は翌二月一日に被災者と生徒の管理者である校長先生と会い、校長の苦労話を聞いて愚痴をこぼさせた。われわれは校長に手間をかけさせないように心掛けたが、校長は不眠・不休に近い気の毒な状態にいて、外部の人間が学校に入りこむことに拒絶反応を示していたのだ。これ以来、校長はわれわれに好意的になった。加藤は被災者と疎通の良いナースに頼んで調査票を集めたが、私は別個に行動した。前日投薬した被災者に薬の効果を聞いた。「久しぶりによく眠れましたわ」と率直に喜んでくれた被災者がいた。前日廻りきれなかった教室を訪問し[注1]、調査票が無害と思われる人には協力をお願いして書いてもらった。四時すぎに回診を終えた。藤城は午前のうちに薬の効き具合を聞いて廻り、午後名古屋に帰った。

大学病院は前日から弁当の差し入れがなくなっていた。私はインスタント食品で間に合わせていた。夕方、湊川市場の店員に聞いて鍋に必要な惣菜を買い込んだ。小川が医局で鍋を作った。私は酒を飲まずにいられない心境だった。それまでは遠慮しながら、手つかずに転がっていたウイスキーを無断で開けて飲んでいたが、それは私のパフォーマンスでもあり、量は抑えていた。しかし、その夜は鍋の惣菜と一緒に買ってきた日本酒を公然と飲んだ。大学の教室員も付き合い、医局は賑わった。酒と暖かい鍋の効用であった。

彼らは震災後、医局では酒を飲まないでいたのではないか。開封された酒がなかった。神戸に来てから医局にビールの空き缶さえ見当たらなかった。だとすると、その日は当直者を除いた教室員の飲酒解禁日になったはずだ。彼らは震災後は酒どころでなかったのだろうか。[注2]

その後私がリタイアする五日まで夜は鍋が続いた。（なんと東大分院の研修医・野島が活動を終えた二月十九日になっても続いていたと聞く。）

六　被災者にコーヒーとケーキをご馳走される

活動を始めてから三日目の二月一日は、藤城が担当した一階の教室も回診した。これで被災者の教室をすべて回診することになる。講堂と柔道場の方は加藤が廻ってくれていた。一階の体育器具のある部屋を訪ねた。初老の男性と四十、五十代の中年女性三人と二十代後半と思われる女性がいた。女性たちはダンボールの箱を裏返しにした台を取り囲んで話しこんでいた。「お変わりありませんか」と挨拶しながら近づいた。「まあ、ぼちぼちです」という。皆の表情は柔和である。「先生はどこから来はったの」と聞く。私が地元の人間でないことは言葉遣いから明白であった。「はあ、まあ、東京からです」、「そうでっか」「先生たちも大変ですね」「どこで寝てはるの」と質問が次から次に飛んでくる。「そこに座って」「遠慮せんと」と勧める。私は敷かれた毛布の隅に正座した。「不自由してはるでしょう」と、まるでこちらが被災者のように言う。話を聞いているうちに、男性とその隣の中年女性は夫婦で、若い女性は娘さんであることがわかった。ほかの女性は近所の知り合いである。この人たちの明るさは日頃の親しい関係を意味していた。「眠れますか」と問うと、皆が「ええ、まあまあです」と答えた。なるほど不眠の顔ではない。男性は両腕を枕にし、足を組んで横になっている。「家は丸焼けですわ」と言いながら、一見淡々としている。「焼けてしもたんだから、しかたないわ」と娘が続く。母親が彼女に肘で合図を送る。すかさず彼女は「先生、まあコーヒーでも飲んでって」「インスタントやけど」と、まことに手際よく、そうすることが当たり前のことのようにプラスチックのコップにコーヒーを作り、こちらの辞退は間に合わなかった。クリームと砂糖、スプーンが用意される。それらは立たなくても手の届くところに置いてある。そのうえ、お見舞い品のショートケーキが台に乗せられ、「神戸でも美味しいと言われてるところのやで」「食べてみて」と言う。ここまで用意されて断るのは失礼になる。辛党の私はいつもならケーキは食べないが、恐縮しながら有り難く頂いた。退出するまで正座は崩せなかった。

この家族の友人の一人は（彼女は「オバサン」と呼んでいた）、われわれの会話を聞きながら「息子のところに泊まるのは、嫁に気い使ってしもて」と話し、夜は避難所に泊まりに来ているようであった。

私が退出しようと腰を浮かせると、母親と娘さんは「これ持ってって」と果物とお菓子をすばやく袋に詰める。「救援物資でもろたものだけやないんやで」「買うてきた物もあるんや」とお土産を差し出す。これを断るのはヤボというものだ。「おだいじに」、「ありがとう」。いつの間にか関西言葉のアクセントのつけ方が身についていた。私は被災者の矜持を受けとめ、好意と土産を頂いた。

そのあと、まだ訪問してない教室を回診して保健室に戻った。

あの人たちは家は燃えても経済的に恵まれているのかもしれないが、それだけではないと思った。未曾有の災害にあっても誇りを失わない人たちがいることに驚嘆した。ヒトのこころはほんとうに奥が深いものだと感銘した。それにつけても、私は暖かい部屋で布団に入って寝る恵まれたヴォランティアなのに被災者に気を遣わせてしまった。

二日の午後も教室を回診した。(私の行動開始は日毎に遅くなっていた。午前中に起きられないのだ。) 三十日に被災者に処方した薬がなくなるころである。あらたに薬を希望する人の名前をメモした。当分の間服薬した方がよいと思われる人が二人いたので、保健所まで一緒に歩いて場所を案内し、相談室で薬を処方して渡した。ノートに処方内容と薬の量を記し、再度学校に戻ってメモした被災者に薬を届けた。

センターに寄ってから清明寮に戻った。長崎大学から精神科医局長宮原医師が着任していた。

三日、宮原医師と中学の校内を見て廻った。私の出勤（！）は前日より更に遅れ、午後講堂と柔道場の巡回をしてから教室を回診した。ある教室で、入室したわれわれに無関心な態度をとり、壁に向かってラジオを聞いている単身の六十歳前後の被災者に声をかけた。彼は心気的に身体の不調を訴えた。訴えに相応して右手の指にゴムバンドを奇異に巻き付けていた。某整形外科医によってどこにも入院できない状況にいる。その医師が手をまわして、自分は公傷なのに認められない。お金の問題ではないと繰り返して主張した。十分話を聞いたが、彼の話は終わりそうになかった。精神科が対象とする人だったが、同室者を巻き込むことがないようであり、行動化しそうな様子がないので名前を聞いて話を打ち切った。不自然な格好で応対したため腰が痛くなった。宮原医師も気長に話を聞いていた。帰りに保健所に寄ってワーカーに訊ねたが、その人のことは知らないとのことだった。

各教室を回診しているうちに、先日コーヒーとケーキをご馳走された教室に来た。あの被災者家族は私と宮原にコーヒーとお菓子を出してくれた。彼女はわれわれの断りにかまわず、見事な手際で用意した。父親は不在だった。停年になったが港湾関係の仕事をしていると聞いていた。娘さんは「家が焼けたんだから働いてもらわないと」とドライに言う。私はもはや中腰や正座に耐えられなくなり、いつの間にかあぐらをかいていた。宮原は正座であった。また、ウーロン茶などお土産をもらってしまった。宮原は「あんなにされるとかえって行きづらいですね」と言う。

分裂病と思われる人が二人避難していたが、いずれも母親が付き添っていた。精神科の病院に限らず、ここでも母親が世話をしていた。われわれは母親に具合を聞くだけにした。センターに寄る途中、日本酒を買った。寮にはあらたに久留米大学の医師が派遣されていた。宮原と顔見知りだそうである。九大からも梅津心理士と若い田中医師が来ていた。梅津は各地の避難所を観察に出かけ、被災の激しい地区を通った。それを見てから言葉数がいつもより減ったと認めた。夜は梅津が鍋の支度をしてくれた。

七　被災者に花を配る

四日、私の起床時間はさらに遅くなった。目が醒めていてもベッドを離れるのに大決心が必要だった。二段ベッドの下で寝ていた宮原が起きて出かける音は聴こえていた。だが、私は動けなかった。午後三時すぎに起きて、バツの悪い気分で医局に行くと、梅津と田中が「避難所に花を配りたいので、同行したい」と言う。二人は九州からフリージアとカーネーションを小さな束にして、持てるだけ持って来ていた。梅津によると、花は中井先生の要請だった。

三人で湊川中学に行った。校長に会ってわれわれの趣旨を話すと、笑顔になって「それはいい。自分たちのところはあるから、皆さんに配ってあげて下さい」と理解を示した。校長はこの一週間ですっかり変わり、拒絶的な防衛姿勢がなくなっていた。

「こんにちわ、今日は花を届けにきました」と挨拶して教室を訪ねた。どこも花瓶はあるはずがない。花瓶の代用になるものを探した。被災者には水が貴重品である。どの寝床の脇にも水やウーロン茶が入ったプラボトルが何本も置いてあったが、余った空のボトルがあるのを見て、それを花瓶代わりに使うことにした。梅津がウエストポーチからさっとナイフをとりだした。その場でプラボトルを輪切りにして即製の花瓶を作った。一束の花は一部屋分としては少なかったが、この際やむをえない。できるだけ多くの被災者に配ることが目的である。シクラメンの鉢植えを飾っている教室が二組あったが、「花なんて、ほんまに久しぶりやわ！」と声をあげて喜ぶ女性が何人かいた。なかには「花なんかいらんわ」と言う不機嫌な男性がいた。かまわずボトルを切り、花を差して全員の視野に入る場所を選んで置いた。その男性も満更でない態度を見せた。一般に、男性は言葉に出さなかったが、空のボトルを探してくれたり、協力してくれた。全教室に花を配ったところで、残りが一束になった。講堂の班長に頼んでテレビの横に置いてもらった。唯一、柔道場に配れなかったのが心残りだった。

花を配るのも精神科医の仕事のうちである。九大の若い田中はためらうことなく積極的に手伝ってくれた。彼はプライドにこだわらない医師だった。

八　二月五日、ヴォランティア活動から急きょリタイアする

五日、午後四時にやっとの思いでベッドを離れた。神戸に来てから寝つきもよく、中途覚醒もな

かった。夜半にあった余震さえ知らなかった。持病の腰痛は起床時はなかったし、昼間もほとんど意識しなかった。この数年なかったことである。その日もいつもと同じく身体に疲労感がまったくなく、頭もスッキリしていた。しかし、頭も身体も空洞になっていた。自分のすべてが底をついた感じである。一種のアパシー状態といってよい。初めて離人感を体験した。[注3]

もう駄目だと自覚し帰京を申し出た。こころよく受け入れてもらえた。医局の教室員やヴォランティアの先生たちへの挨拶もそこそこに急いで荷物をまとめて、その夜は先輩の家に泊めてもらうことになった。車中から見える外の景色は街頭が消えていて暗闇に沈み、瓦解したとおぼしき建物の側を通り抜けたが、不思議と何の感慨も覚えなかった。家に着いて夕食をいただきながら、奥様や二人のお嬢さんの会話を聞いているうちに、ようやく人心地がついてきた。しかし夜はなかなか寝つけなかった。朝方の浅眠中、高校生の陽気なお嬢さんが、前日のおにぎりに砂が混じっていて思いきり噛んだというエピソードを話すのが聞こえた。布団の中で笑ってしまった。やっと笑えたのだ。誰もが一度は経験していることである。ガリッと砂を嚙む音が今にも聞こえてきそうなリアリティーがあった。それから気持ちよく眠れた。好意に甘えて昼まで寝かせて頂いた。

六日、播州赤穂の温泉に一泊した。中井先生の勧めであった。電車内や旅館に着いても気分は沈んでいた。露天風呂に入った。それでもくつろげず朝まで寝つけなかった。朝食を食べてからやっと眠れた。チェックアウトの時間を二時間オーバーしたが、料金は加算されなかった。

七日、JRで岡山駅に行き、駅で航空券の予約状況を聞くと、満席と言われた。冷静に考えれば当然のことだった。とにかく空港に行くことにしてバスに乗った。バスは臨時便なのに満席だった。空港のカウンターのボードに東京行きの便は満席とあったが、試しに聞いてみると一席だけ空いていた。意外なことに岡山空港から羽田まで一時間で着いた。羽田と関空まで一時間四十五分かかったのは逆風だけが理由ではないのだろうと、これまでのヴォランティア活動と関係のないことばかりが頭に浮かんだ。

こうして私のヴォランティア活動は終わった。八日は自宅で休んで、九日から病院勤務を再開した。その日から当直である。夜、三三〇人の入院患者を回診した。被災者の教室回診と違ってストレスが少ない。久しぶりの当直で「ご苦労さまでした」と慰労する患者が少なくなかった。幸い、状態が悪化した患者はいなかった。患者もわれわれと同様に、阪神大震災という非常事態を現実のものとして体験していた。その意味では患者もまさにヴォランティアであった。留守の間、私と小川の担当患者をカバーしてくれた渡辺医師をはじめとして医局の先生たちにお世話になった。皮肉にも、主治医が不在中に病状が良くなっていた患者が何人かいた。

東京に戻ってから持病の腰痛が強くなった。神戸で消えていた分がまとめて出てきた。

九　まとめ

一人のヴォランティア医師の仕事量はわずかである。まして阪神大震災のように被災者が圧倒的に多い場合は、ミクロの仕事になる。しかし無意味と思わないで欲しい。地元で被災者や発病者と長く関わりを持たざるを得ない医師の士気を萎えさせないために、何らかの役割を果たしているんだと考えるだけでもよい。私の場合は各地の避難所を巡視したり、保健所や保健室で待機することを選ばなかった。湊川中学だけを仕事の場とした。個々に話を聞いて、薬（とくに入眠剤）を投薬した。単に巡視するだけなら不眠の訴えは拾えなかっただろう。明らかな病者、有兆者、トラブルメーカーを精神科医があぶりだすのは避けるべきである。病的体験にもとづく不穏者を病院に紹介するか、保健所に連絡して善処してもらうのがよい。われわれはＰＴＳＤを初めとして、一人か二人の発病を予防する程度に役立てばよいと考えるのが実状に合うだろう。震災前まで健康に過ごしてきた人たちの不眠を改善するだけでも十分である。

ここでは精神科スタッフを派遣する組織にお願いしたいことがある。現場の希望と私なりの考えをまとめてみた。

(1)　震災直後は別だが、被災者の心理的ケアを継続して行う必要が、今回の災害ほど重視されたことはわが国では珍しい(平常は精神科が注目されることは稀である)。それには一時に大勢の精神科スタッフを送り出すよりは、できることならペアで一年間は派遣する体制の構築が望ましい。ペアでやるのはヴォランティアに限らず、孤独感を和らげる効果が大きい。九大がペアで派遣してきたのは賢明であった。私は藤城や宮原に助けられた。

(2)　避難所の診療を主な仕事にするときは、一週間が限界であると思う。被災者から被爆したストレスは予想を超えた。日常の診察と質・量の両面で異なる重圧があった。そのため、私のヴォランティア活動は現地での居住環境に恵まれていたにもかかわらず、予定を繰り上げて帰京する結果になった。もっとも保健所や保健室で待機する仕事ならば、私でも一カ月はやれたかもしれない。

(3) 立派な肩書きのある医師が公的機関から派遣されるが、現場では肩書きは無用である。こまめに動けるふつうの活動的な医師がよい。人柄によるが、肩書きのある先生は周囲に気を遣わせるだけで、現場の人たちに無用な仕事を増やす。臨床に疎い人が来ると最悪だ。事実、そういう人が来て現場の関係者が苛立つことがあった。

(4) いずれにしても被災者に対する精神科の役割はこれからである。息長く支援し続けるシステムを構築して欲しい。

(5) 被災地・避難所では、被災者の状況は日々刻々と変化している。変化に応じた援助を迅速にする必要があり、その体制をとらねばならない。私の滞在期間中も日々変化した。ＰＴＳＤの対応はまさに今後の精神科スタッフの役割であろう。まだまだ、息をぬけない状況が残されている。

十　さいごに

私はリタイアする前からとりあえず湊川中学の避難所を誰か交代で継続して診て欲しいと願っていた。神戸の教室員にやってもらいますと安は言っていた。私の若い友人の一人である横浜市大の阿瀬川孝治が宮原の後を引き継いでくれた。（大学の医局から彼に電話で状況を話し来神を頼んでおいたのだが、都合がついたと赤穂の旅館に連絡が入った。）彼には夜の避難所を見ておいて欲しいと伝えた。その後も引き続いて、九州大学・長崎大学・久留米大学から医師が派遣され、東大分院からも研修医が交代で続いた。名古屋大学の支援体制も決まったと聞いた。藤城の情報が役立ったようだ。

緊急時の初動には、私のような交際範囲が狭く友人が少ないものでも、彼らとの日頃の繋がりが何よりも頼りになった。組織だった体制が作られる前に行動を開始してくれた。有り難いことである。また、他大学の臨床センスの良い先生たちに知己を得たのは予期しない僥倖であった。

兵庫県の各区に全国から精神科スタッフが派遣されているが、本稿では震災初期の短期間を一個所の避難所で働いたミクロで私的なヴォランティア体験を記してみた。

医師名を匿名にしなかった理由は、阪神大震災について各々が自らの体験を発表する機会があり、あとに続くであろう諸氏の報告と整合性をもたせ、事実関係をできるだけ正確に伝える必要があると判断したためであると断っておく。

尚、本章の一部（四まで）はみすず書房の『一九九五年一月・神戸』に掲載されたが、本稿は加筆・訂正した全文である。星和書店とみすず書房の関係各位の寛容にこころから感謝します。

《注》

1　避難所の環境と教室に避難している被災者に関した事柄を箇条書きする。

①のちに派遣されてきて、他の避難所を見学した九大の田中医師によれば、湊川中学の環境は最悪のレベルにあるとのことだった。実際、どの教室も寒く、すきま風が通った。ガムテープで目張りをしている教室があった。寝具は毛布が主であり、厚めの掛け布団を使っている人は恵まれていた。

②教室の被災者は半数以上が老人であった。元気な人や若い人は外に出ていたため、老人が目立ったのだろうが、それにしても大半がインフルエンザに罹患していた。日赤チームが薬を処方していたが、今年のタイプは治りが悪く長引いていた。重症者は病院に入院したようだ。後日の回診で知った。

③慢性病で病院通いしていた老人が少なくなかった。彼らは一般病院に入院することを望んでいた。足腰が不自由な老人にとって、学校のトイレは遠かった。

④瓦礫のなかから自力で這いだした武勇伝を語ったり、傷跡を見せる人はわずかにいたが、ほとんどの被災者は震災時の話をしなかったことで共通している。むろん、われわれも聞き出すことは一切しなかった。

⑤便秘者が多く見られたのは不可解ではない。精神緊張の影響だけではないだろう。避難所の学校は、われわれが滞在している間中断水していた。大便時はバケツに水を汲んで用を足さ

ねばならなかった。震災初期で給水車が来ない時期のトイレ使用は決意と覚悟が必要だったろう。

⑥三十、三十一日は軽躁状態の被災者が少なくなかった。しかし躁的防衛には限界がある。彼らは日毎にトーンダウンしていった。

⑦教室の被災者は老人を除くと毎日同じメンバーではなかった。仕事や買物に出て留守をしていて、われわれの訪問時間にいなかっただけのことだ。

⑧教室には意外に子供が少なかった。もともと少ないのか、昼間は外で遊んでいるためなのか、わからなかったが、講堂や柔道場の方に子供がいる家族が多いように思われた。

⑨被災者はダンボールや机・椅子などを利用して垣根を作り、自分の居住部分を確保して、プライバシーを守る工夫をしていた。

⑩ペットの犬と寝起きを共にしている人もいた。家族の存否は不明だったが、孤独を慰めていた。

⑪近所の知り合いがまとまって入室している教室の被災者は明るく、表情にこわばりがなく、会話量が多かった。知らない者同士が寄せ集められた教室はその逆であった。

雲仙・普賢岳災害時の島原市長・鐘ケ江管一はインタビューで語る。「島原では仮設住宅に町内単位でかたまって入ってもらった。互いに顔見知りなのはよかった。ただ今回は隣人の関係が薄い大都会。避難所では極限状態だから自主的な助け合いもできたと思うが、仮設に移って同じようにやれるか」（毎日新聞、二月十九日）。

⑫被災者は温かい食事をしていなかった。時々、一般ヴォランティアがメニューを変えて炊き出した。温かい食べ物は非常に喜ばれた。

⑬ある日、自衛隊が中庭のグランドに仮設の風呂を作った。被災者は中学に避難後初めて入浴したという。

⑭避難期間が長くなるうちに飲酒でトラブルが起きる兆候が現れ始めた。とくに夜間が問題となるだろう。

2

後日、安医局長と電話で話す機会があったので酒のことを聞いてみた。私が推測した通りであった。震災後はとても酒を飲む気になれなかったと彼は言う。申し訳ないことをしてしまった。地元の神戸の先生たちにしてみれば、震災直後の戦場のような状況の中で飲めるはずがなかったのだ。私は己の軽薄さを恥じる一方で、精神科医の仕事はこれからも続き、年余にわたるだろうと予測されるので、酒でも飲んで英気を養って長期戦を乗り切って欲しいと思う気持ちが強くある。ヴォランティア医師として、そう願わずにいられない。こういう軽薄さはヴォランティアの役割でもあろう。

3

後日、この急速な底つき感を考えてみた。被災者のストレスを被爆し、それが蓄積したためであることは間違いがない。しかし、どうもそれだけではなさそうに思えた。個人的な理由をあげてみる。

①宮原が回診を続けてくれていることに甘えた——一緒に避難所を回診してみて彼なら大丈夫と信頼していた。あとは任せたという気持ちが確かにあった。

②習慣になっていためざめのタバコが吸えなかった——医局以外はすべて禁煙であった。当直室も同様であり、私の習慣が維持できなかった。この非常時に不謹慎と言われそうだが、逆に非常時だからこそという考え方もできるだろう。喫煙者の浅ましさである。
③当直室の2段ベッドに寝かせてもらったことが裏目に出た——大勢の仲間と同室して、ざこ寝したほうがよかったかもしれない。仕事や震災と関係のない世間話、いわゆるバカ話ができて、多少ともストレスの解消になっただろうと思う。

あとがき

本書は、『月刊　精神科治療学』に掲載された「〔治療覚書〕分裂病治療の経験」シリーズ後半の論文を（第十巻三号〔一九九五年三月〕〜第十二巻七号〔一九九七年三月〕）纏めたものであり、一九九六年に出版された拙書『分裂病を耕す』の続きである。いわゆる映画の続シリーズのような、内容を練り直したものではない。

筆者は星和書店からの再々の出版依頼を断り続けた。それは『精神科治療学』への執筆を中途で断念したものであり、未完のためであった。タイプの違うケースの回復の仕方を報告するつもりでいたのだが、力尽きてしまった。

前書の出版から時を経ても未見の家族や他科の医師から好意的な感想をいただいていた。さらに文中の薬品名の過ちをファックスで指摘してくれた読者もいた。筆者をはじめ編集者も気づかなかったことであった。出版して六年目のことである。丹念に読み込んでいただいたお陰であり、有り難いことであった。

さて、前書が出版され、すでに六年経過した。この間、十五年～三十年の間入院していた患者を主とし、長期入院患者が大勢退院していった。四十歳後半をすぎた単身の生活保護者がほとんどであった。病院の近くにアパートを借りた。たまたま数人の患者が同じアパートに集まり、そこは通称「ときわ荘」と呼ばれている。退院してから、長い人で二年の賃貸契約期間を三回更新して現在にいたっている。幸いなことに再入院者は一人もいない。彼らは徐々に生活を拡大し、生活の質を良くしながら社会資源を適度に利用している。日々の過ごし方はそれぞれ異なるが、共通項は、生活リズムと睡眠リズムの規則化とゆとりあるマイペースの維持であろうか。詳しくは別に譲るが、筆者は、このような患者が多く存在し、しかも世間の一市民として生活している事実が精神科治療におけるもっとも信頼できるエビデンスであると考えるのである。精神医学は科学になりえないことを再確認したいと思う。

非定型精神病薬の発売によって全国的に狂騒状態になり、また精神分裂病の名称が統合失調症に改称された。

ここで筆者はようやく続編に相当する本書の出版を決心した。分裂病治療の基本は変わらないことを主張したいためである。

星野　弘

著者略歴

星野　弘（ほしの　ひろし）精神科医
1945年　新潟県柿崎生まれ。
1969年　東京慈恵会医科大学卒業。
1970年　都下，青木病院勤務。
1989年　長野市鶴賀病院勤務。
1992年　青木病院に復職し，診療部長。
2001年　高田西城病院勤務。副院長。
現在に至る。

精神病を耕す

2002年10月4日　初版第1刷発行

著　者　星　野　弘
発行者　石　澤　雄　司
発行所　株式会社　**星　和　書　店**

東京都杉並区上高井戸1-2-5　〒168-0074
電　話　03（3329）0031（営業部）／（3329）0033（編集部）
FAX　03（5374）7186

ISBN4-7911-0486-2